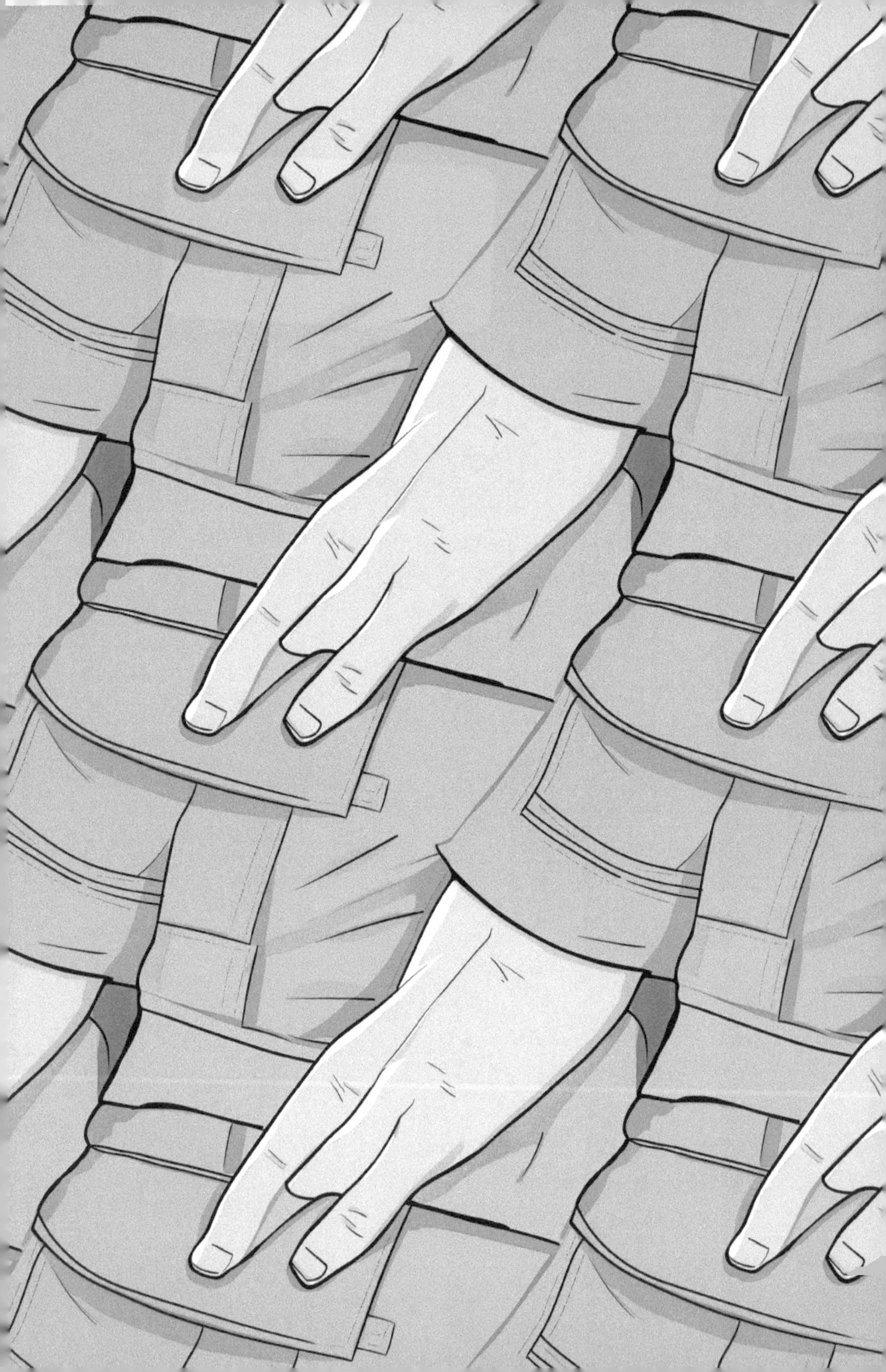

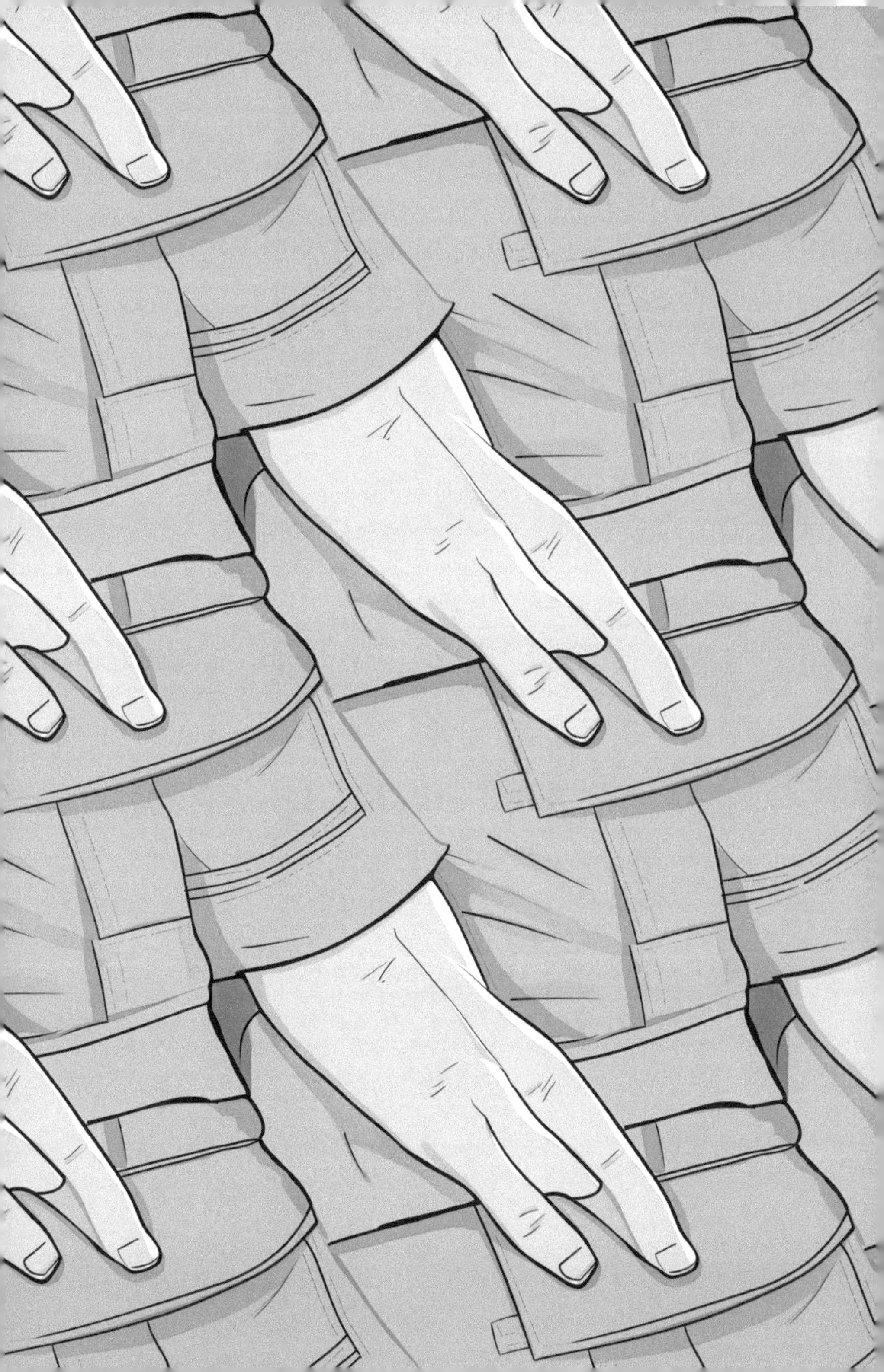

Impressum

Saage Media GmbH
c/o SpinLab – The HHL Accelerator
Spinnereistraße 7
04179 Leipzig, Germany
E-Mail: contact@SaageMedia.com
Web: www.SaageMedia.com
Commercial Register: Local Court Leipzig, HRB 42755 (Handelsregister: Amtsgericht Leipzig, HRB 42755)
Managing Director: Rico Saage (Geschäftsführer)
VAT ID Number: DE369527893 (USt-IdNr.)

Publisher: Saage Media GmbH
Veröffentlichung: 02.2025
Umschlagsgestaltung: Saage Media GmbH
ISBN-Softcover (de): 978-3-384-51503-2
ISBN-Ebook (de): 978-3-384-51504-9

Rechtliches / Hinweise

Die in diesem Buch aufgeführten externen Links und Quellenverweise wurden zum Zeitpunkt der Buchveröffentlichung geprüft. Auf die aktuellen und zukünftigen Gestaltungen und Inhalte der verlinkten Seiten hat der Autor keinen Einfluss. Für illegale, fehlerhafte oder unvollständige Inhalte sowie für Schäden, die durch die Nutzung oder Nichtnutzung der Informationen entstehen, haftet allein der Anbieter der verlinkten Website, nicht derjenige, der über Links auf die jeweilige Veröffentlichung verweist. Alle verwendeten externen Quellen sind im Literaturverzeichnis aufgeführt. Trotz sorgfältiger inhaltlicher Kontrolle übernehmen wir keine Haftung für die Inhalte externer Quellen. Für den Inhalt der zitierten Quellen sind ausschließlich deren Betreiber verantwortlich. Bilder und Quellen Dritter sind als solche gekennzeichnet. Die Vervielfältigung, Bearbeitung, Verbreitung und jede Art der Verwertung außerhalb der Grenzen des Urheberrechtes bedürfen der schriftlichen Zustimmung des jeweiligen Autors bzw. Erstellers.
Die Daten in den Diagrammen, die nicht explizit mit einer Quelle gekennzeichnet sind, basieren nicht auf Studien, sondern sind unverbindliche Annahmen zur besseren Visualisierung.
Dieses Buch wurde unter Verwendung von Künstlicher Intelligenz (KI) und anderen Tools erstellt. Unter anderem wurden Tools für die Recherche, das Schreiben/Lektorieren und die Generierung der dekorativen Illustrationen eingesetzt. Trotz Kontrolle können Fehler nicht vollständig ausgeschlossen werden. Wir möchten betonen, dass der Einsatz von KI als unterstützendes Werkzeug dient, um unseren Lesern ein qualitativ hochwertiges und inspirierendes Leseerlebnis zu bieten.

Die in diesem Buch enthaltenen Quellenverweise und Zitate wurden sorgfältig recherchiert und sinngemäß wiedergegeben. Die Interpretation und Darstellung der zitierten Inhalte spiegelt die Auffassung des Autors wider und muss nicht zwangsläufig mit der Intention oder Meinung der ursprünglichen Autoren übereinstimmen. Bei sinngemäßen Zitaten wurden die Kernaussagen der Originalquellen nach bestem Wissen und Gewissen in den Kontext dieses Werkes eingebettet, können jedoch durch die Übertragung und Vereinfachung von den ursprünglichen Formulierungen und Bedeutungsnuancen abweichen. Alle verwendeten Quellen sind im Literaturverzeichnis vollständig aufgeführt und können dort im Original nachgelesen werden. Die Verantwortung für die Interpretation und kontextuelle Einbettung der zitierten Inhalte liegt beim Autor dieses Buches. Bei wissenschaftlichen Fragestellungen und Detailinformationen wird empfohlen, die Originalquellen zu konsultieren. Der Autor hat sich bemüht, komplexe wissenschaftliche Sachverhalte allgemeinverständlich darzustellen. Dabei können Vereinfachungen und Verallgemeinerungen nicht ausgeschlossen werden. Für die fachliche Richtigkeit und Vollständigkeit der vereinfachten Darstellungen kann keine Gewähr übernommen werden. Die sinngemäße Wiedergabe von Zitaten und wissenschaftlichen Erkenntnissen erfolgt gewissenhaft unter Beachtung des Zitatrechts gemäß § 51 UrhG sowie aller relevanten urheberrechtlichen Bestimmungen anderer Länder. Bei der Vereinfachung, Übertragung und gegebenenfalls Übersetzung wissenschaftlicher Inhalte in eine allgemeinverständliche Sprache können Bedeutungsnuancen und fachliche Details verloren gehen. Der Autor erhebt keinen Anspruch auf die Rechte der zitierten Werke und respektiert sämtliche Urheberrechte der Originalautoren. Sollte eine unerlaubte Nutzung festgestellt werden, bittet der Autor um Mitteilung, um entsprechende Maßnahmen zu ergreifen. Für akademische Zwecke und bei der Verwendung als wissenschaftliche Referenz wird ausdrücklich empfohlen, auf die Originalquellen zurückzugreifen. Die vereinfachte Darstellung dient ausschließlich der populärwissenschaftlichen Information.

Die in diesem Buch enthaltenen Informationen zu Rückenschmerzen, Übungen und Therapien wurden sorgfältig recherchiert, können jedoch keinen Ersatz für eine professionelle medizinische Beratung, Diagnose oder Behandlung darstellen. Vor Beginn eines Übungsprogramms oder einer Therapie sollten Sie unbedingt Ihren Arzt, Physiotherapeuten oder einen anderen qualifizierten Gesundheitsexperten konsultieren. Bei akuten oder chronischen Rückenschmerzen, neurologischen Symptomen oder nach Verletzungen ist eine ärztliche Abklärung zwingend erforderlich. Die vorgestellten Übungen und Therapieansätze können bei falscher Ausführung oder bei bestimmten Vorerkrankungen zu Verletzungen oder Verschlimmerung der Beschwerden führen. Die beschriebenen Techniken und Übungen wurden zum Zeitpunkt der Drucklegung nach bestem Wissen und Gewissen auf Basis aktueller wissenschaftlicher Erkenntnisse zusammengestellt. Neue Forschungsergebnisse können zu veränderten Empfehlungen führen. Alle Übungsanleitungen, Therapievorschläge und sonstigen Inhalte dieses Buches sind urheberrechtlich geschützt. Die Verwendung in anderen Publikationen oder Medien bedarf der ausdrücklichen schriftlichen Genehmigung. Die erwähnten Hilfsmittel, Therapiegeräte und Medikamente können Markenzeichen ihrer jeweiligen Eigentümer sein. Detaillierte Quellenangaben zu wissenschaftlichen Studien und Fachliteratur finden Sie im Anhang des Buches.

Bendis Saage

Rückenschmerzen verstehen: Lumbale Rückenbeschwerden und Kreuzschmerzen vorbeugen

Effektive Workouts, Übungen und Therapien für einen gesunden Rücken - Von der Schmerzlinderung bis zur nachhaltigen Heilung

109 Quellen
41 Diagramme
24 Bilder
7 Illustrationen

Liebe Leserinnen, liebe Leser,

von Herzen danken wir Ihnen, dass Sie sich für dieses Buch entschieden haben. Mit Ihrer Wahl haben Sie uns nicht nur Ihr Vertrauen geschenkt, sondern auch einen Teil Ihrer wertvollen Zeit. Das wissen wir sehr zu schätzen.

Rückenschmerzen betreffen etwa 80% aller Menschen mindestens einmal im Leben - oft mit erheblichen Auswirkungen auf Alltag und Lebensqualität. Dieses Fachbuch bietet einen fundierten Einblick in die komplexen Zusammenhänge lumbaler Rückenbeschwerden und zeigt wissenschaftlich fundierte Wege zur Linderung und Prävention auf. Von der Entstehung über psychosomatische Faktoren bis hin zu gezielten Übungsprogrammen werden alle relevanten Aspekte beleuchtet. Mit praxiserprobten Workouts, therapeutischen Ansätzen und alltagstauglichen Strategien ermöglicht das Buch einen selbstbestimmten Umgang mit Rückenproblemen. Die vorgestellten Methoden reichen von der Akutbehandlung bis zur langfristigen Stabilisierung der Wirbelsäule. Die Kombination aus medizinischem Fachwissen und praktischen Übungsanleitungen macht dieses Buch zu einem wertvollen Begleiter für alle, die aktiv etwas für ihren Rücken tun möchten. Nehmen Sie Ihre Rückengesundheit jetzt selbst in die Hand - mit fundierten Erkenntnissen und bewährten Übungen für einen schmerzfreien Alltag.

Dieser Ratgeber bietet Ihnen verständlich aufbereitete und praxisnahe Informationen zu einem komplexen Thema. Dank selbst entwickelter digitaler Tools, die auch neuronale Netze nutzen, konnten wir umfangreiche Recherchen durchführen. Die Inhalte wurden optimal strukturiert und bis zur finalen Fassung ausgestaltet, um Ihnen einen fundierten und leicht zugänglichen Überblick zu ermöglichen. Das Ergebnis: Sie erhalten einen umfassenden Einblick und profitieren von klaren Erklärungen und anschaulichen Beispielen. Auch die visuelle Gestaltung wurde durch diese fortschrittliche Methode optimiert, damit Sie die Informationen schnell erfassen und nutzen können.

Wir bemühen uns um höchste Genauigkeit, sind aber für jeden Hinweis auf mögliche Fehler dankbar. Besuchen Sie unsere Website, um die aktuellsten Korrekturen und Ergänzungen zu diesem Buch zu finden. Diese werden auch in zukünftigen Auflagen berücksichtigt.

Wir hoffen, Sie haben viel Freude beim Lesen und entdecken Neues! Sollten Sie Anregungen, Kritik oder Fragen haben, freuen wir uns über Ihre Rückmeldung. Nur durch den aktiven Austausch mit Ihnen, den Lesern, können zukünftige Auflagen und Werke noch besser werden. Bleiben Sie neugierig!

Bendis Saage

Saage Media GmbH - Team

- www.SaageBooks.com/de
- support@saagemedia.com
- Spinnereistraße 7 - c/o SpinLab – The HHL Accelerator, 04179 Leipzig, Germany

Schnell zum Wissen

Für ein optimales Leseerlebnis möchten wir Sie mit den wichtigsten Merkmalen dieses Buches vertraut machen:

- **Modularer Aufbau:** Jedes Kapitel ist in sich abgeschlossen und kann unabhängig von den anderen gelesen werden.
- **Fundierte Recherche:** Alle Kapitel basieren auf gründlicher Recherche und sind mit wissenschaftlichen Quellenangaben belegt. Die in den Diagrammen dargestellten Daten dienen der besseren Visualisierung und beruhen auf Annahmen, nicht auf den in den Quellen angegebenen Daten. Eine umfassende Liste der Quellen und Bildnachweise befindet sich im Anhang.
- **Verständliche Terminologie:** Unterstrichene Fachbegriffe werden im Glossar erläutert.
- **Kapitelzusammenfassungen:** Am Ende jedes Kapitels finden Sie prägnante Zusammenfassungen, die Ihnen einen Überblick über die wichtigsten Punkte geben.
- **Konkrete Handlungsempfehlungen:** Jedes Subkapitel schließt mit einer Liste konkreter Ratschläge ab, die Ihnen helfen sollen, das Gelernte in die Praxis umzusetzen.

Zusätzliche Bonus-Materialien auf unserer Website

Auf unserer Website planen wir Ihnen folgende exklusive Materialien zur Verfügung zu stellen:

- ○ Bonusinhalte und zusätzliche Kapitel
- ○ Eine kompakte Gesamtzusammenfassung
- ○ Eine Hörspiel Version. (In Planung)

Die Website befindet sich derzeit noch im Aufbau.

www.SaageBooks.com/de/rueckenschmerzen-bonus-87RYFJ

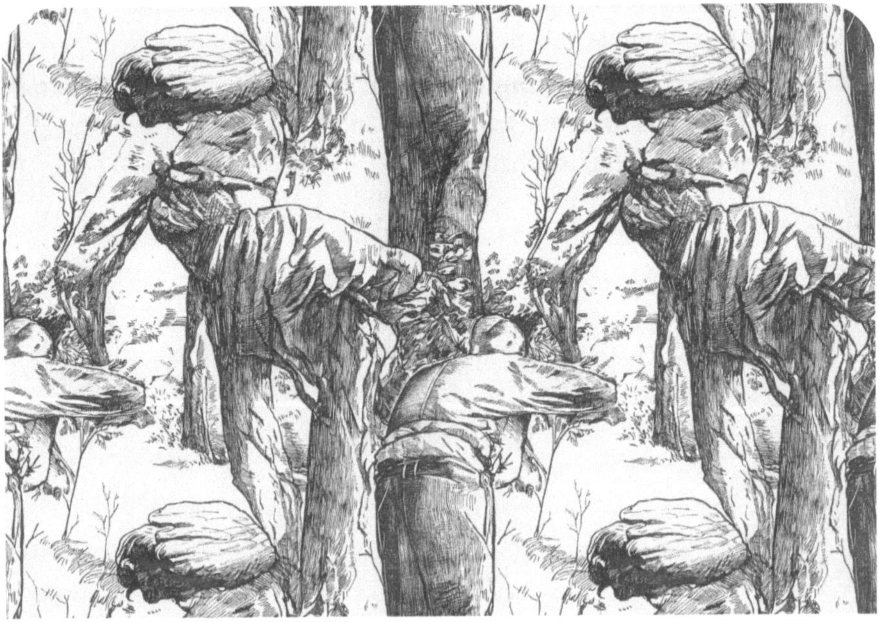

Inhaltsverzeichnis

1. Ursachen und Entstehung

Warum plagt uns der Rücken ausgerechnet dann, wenn wir ihn am meisten brauchen? Die komplexe Architektur unserer Wirbelsäule macht sie gleichermaßen robust wie anfällig für Störungen. Von der täglichen Körperhaltung bis zur seelischen Verfassung wirken zahlreiche Faktoren auf unseren Rücken ein. Die moderne Lebensweise stellt dabei besondere Herausforderungen an unseren Bewegungsapparat. In diesem Kapitel entschlüsseln wir die verborgenen Mechanismen, die zu Rückenschmerzen führen können.

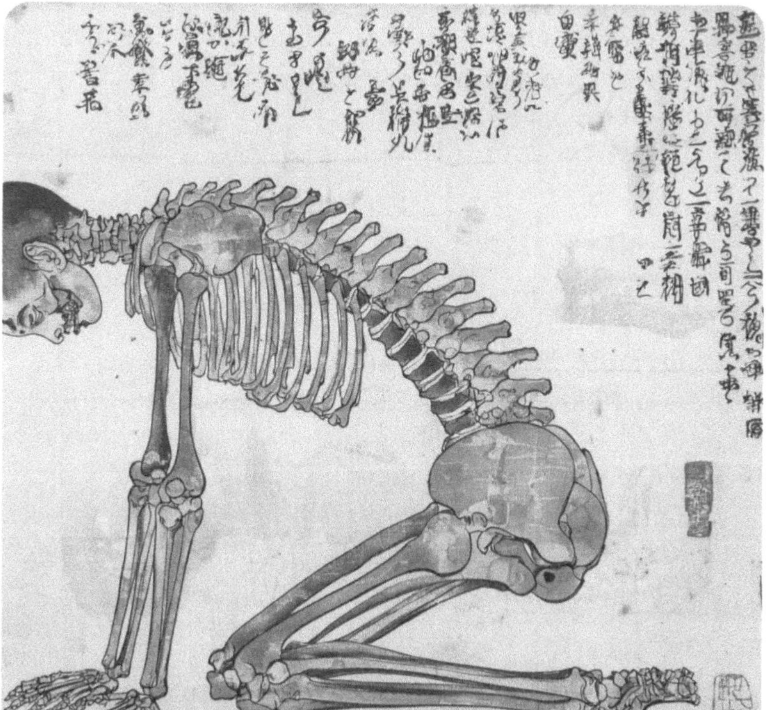

1. 1 Körperliche Belastungen

Körperliche Belastungen spielen eine entscheidende Rolle bei der Entstehung von Rückenschmerzen. Alltägliche Fehlhaltungen, Bewegungsmangel und Überlastung durch schweres Heben beeinträchtigen die Gesundheit der Wirbelsäule und erhöhen das Risiko für Beschwerden. Diese Belastungen wirken sich sowohl auf Muskeln, Bänder und Bandscheiben als auch auf die gesamte Körperstatik aus und können langfristig zu strukturellen Veränderungen führen. Berufliche Tätigkeiten und unser Lebensstil beeinflussen maßgeblich, welchen Belastungen unser Rücken ausgesetzt ist. Die Folgen reichen von leichten Verspannungen bis hin zu chronischen Schmerzen und Bewegungseinschränkungen, die die Lebensqualität deutlich mindern können. Verstehen Sie die Ursachen und beugen Sie Rückenschmerzen effektiv vor – lesen Sie weiter!

Dauerhafte Fehlhaltungen, Bewegungsmangel und Überlastung schädigen die Wirbelsäule und führen zu Rückenschmerzen. Einseitige Belastungen, falsches Heben und langes Sitzen verstärken das Risiko. Aktive Bewegung, richtige Hebetechniken und ergonomische Arbeitsplätze beugen Beschwerden vor.

Fehlhaltungen im Alltag

Fehlhaltungen im Alltag tragen maßgeblich zur Entstehung von Rückenschmerzen bei. Durch langes Sitzen, häufig in gebeugter Haltung vor dem Bildschirm, verkürzen sich Muskeln auf der Körpervorderseite, während die Rückenmuskulatur geschwächt wird [s1]. Dieser andauernde muskuläre Ungleichgewicht führt zu einer veränderten Statik der Wirbelsäule und kann Schmerzen verursachen. Auch im Stehen führen Fehlhaltungen zu Problemen: Ein Hohlkreuz (Lordose), ein Rundrücken (Kyphose) oder ein Flachrücken können die Belastung auf die Wirbelsäule ungünstig verteilen und Beschwerden im Lendenbereich hervorrufen [s2]. Skoliose, eine seitliche Verkrümmung der Wirbelsäule, kann ebenfalls zu Rückenschmerzen führen [s2]. Langfristig können diese Fehlhaltungen sogar zu strukturellen Veränderungen und Verletzungen der Lendenwirbelsäule führen [s2]. Verschiedene Faktoren beeinflussen unsere Haltung, darunter anatomische Besonderheiten, Alterungsprozesse, Krankheiten, berufliche Tätigkeiten und sogar unser emotionaler Zustand [s2]. Am Arbeitsplatz können ungünstige Körperhaltungen bestehende Beschwerden verstärken oder neue verursachen [s3]. Werden z.B. Tische und Stühle nicht an die individuellen Körpermaße angepasst, kann dies zu Fehlhaltungen und in der Folge zu muskuloskelettalen Beschwerden führen [s3]. Höhenverstellbare Schreibtische bieten die Möglichkeit, zwischen Sitzen und Stehen zu wechseln und so die Belastung auf den Rücken zu reduzieren [s3]. Nicht nur die Körperhaltung selbst, sondern auch die Art und Weise, wie wir uns bewegen, ist entscheidend. Starre, langsame Bewegungen und Schonhaltungen verstärken die Schmerzen und schränken die Beweglichkeit weiter ein [s1]. Die Angst vor Bewegung und negative Gedanken über die eigene Körperhaltung können diesen Teufelskreislauf zusätzlich verschärfen [s1].

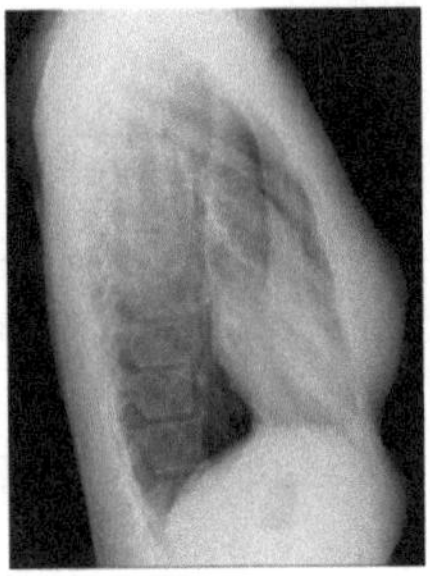

Kyphose [i1]

Gut zu wissen

Muskuläre Dysbalance
Ein Ungleichgewicht in der Muskelkraft, bei dem bestimmte Muskeln im Vergleich zu ihren Gegenspielern übermäßig stark oder schwach sind. Dies kann zu Fehlhaltungen, Schmerzen und Bewegungseinschränkungen führen, insbesondere im Rücken.

Muskuloskelettale Beschwerden
Beschwerden, die Muskeln, Knochen, Gelenke, Sehnen, Bänder und Nerven betreffen. Sie können Schmerzen, Steifheit, Schwellungen und Bewegungseinschränkungen verursachen.

Schonhaltung
Eine Körperhaltung, die eingenommen wird, um Schmerzen zu vermeiden oder zu lindern. Sie kann jedoch langfristig zu weiteren Problemen führen, da sie die Muskulatur schwächt und die Belastung auf andere Körperbereiche verlagert.

Häufige Haltungsfehler

Verteilung der haltungsbedingten Rückenschmerzursachen.

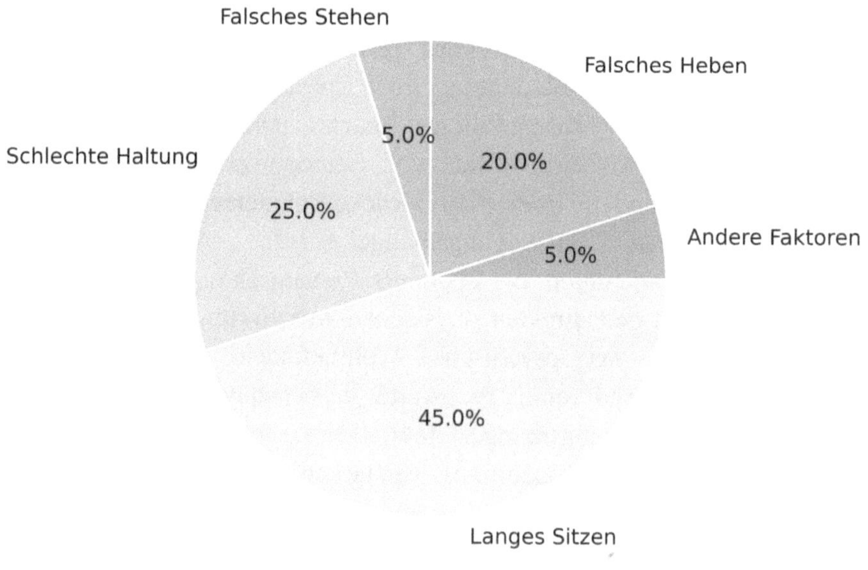

LIF: Falsches Heben

SIT: Langes Sitzen

STA: Falsches Stehen

OTH: Andere Faktoren

SLO: Schlechte Haltung

Der größte Faktor für Rückenschmerzen ist langes Sitzen, was die Bedeutung regelmäßiger Pausen und ergonomischer Arbeitsplätze unterstreicht. Während schlechte Haltung und falsche Hebetechniken ebenfalls erheblich dazu beitragen, sind sie weniger verbreitet als die Auswirkungen von langem Sitzen. Die Berücksichtigung dieser drei Hauptbereiche könnte das Auftreten von Rückenschmerzen deutlich reduzieren.

Bewegungsmangel und Folgen

Inaktivität wirkt sich negativ auf den Körper aus und begünstigt diverse gesundheitliche Probleme, darunter Rückenschmerzen. Körperliche Untätigkeit führt zu einer Beeinträchtigung des Blutkreislaufs, was die Versorgung der Muskulatur und der Bandscheiben mit Nährstoffen und Sauerstoff reduziert [s4]. Dies kann zu einer Schwächung der Rückenmuskulatur und einer Abnahme der Bandscheibenelastizität führen, wodurch die Wirbelsäule anfälliger für Verletzungen und Schmerzen wird. Ein inaktiver Lebensstil erhöht zudem das Risiko für Osteoporose, eine Erkrankung, die die Knochen schwächt und sie bruchanfälliger macht [s4]. Insbesondere die Wirbelkörper der Wirbelsäule sind von Osteoporose betroffen, was zu Wirbelbrüchen und chronischen Rückenschmerzen führen kann. Zusätzlich kann Bewegungsmangel zu Arthritis, einer Gelenkentzündung, führen, die ebenfalls Rückenschmerzen verursachen kann [s4]. Neben den direkten physischen Auswirkungen beeinträchtigt Inaktivität auch das psychische Wohlbefinden. Ein verringertes Selbstwertgefühl und eine reduzierte Lebensqualität sind häufige Folgen von Bewegungsmangel [s4]. Diese psychischen Faktoren können die Schmerzwahrnehmung verstärken und die Motivation zur körperlichen Aktivität weiter reduzieren, was einen Teufelskreislauf aus Inaktivität und Schmerzen erzeugt [s5]. Chronische Schmerzen, die durch Bewegungsmangel entstehen oder verstärkt werden, schränken die Mobilität ein und reduzieren die Teilnahme an sozialen und beruflichen Aktivitäten [s6]. Dies führt zu sozialer Isolation und kann Depressionen begünstigen [s6] [s7]. Sitzende Tätigkeiten, wie z.B. stundenlanges Arbeiten am Computer, erhöhen das Risiko für Depressionen und verschlechtern die Knochendichte, was wiederum das Osteoporoserisiko steigert [s7]. Die Dauer des Sitzens korreliert direkt mit einem erhöhten Sterblichkeitsrisiko und der Wahrscheinlichkeit, diverse Krankheiten zu entwickeln [s7]. Je länger man sitzt, desto stärker sind die negativen gesundheitlichen Folgen. Während früher Ruhe als Therapie für Rückenschmerzen empfohlen wurde, belegen aktuelle Studien die positiven Effekte von Bewegung und körperlicher Aktivität zur Linderung von Schmerzen [s8]. Regelmäßige Bewegung verbessert die körperliche Funktion und reduziert die Schmerzwahrnehmung, insbesondere bei chronischen Schmerzen [s5]. Die Integration von Bewegung in die Behandlung chronischer Schmerzen wird in nationalen und internationalen Leitlinien empfohlen [s5]. Ein Bewegungsprogramm sollte an die individuellen Bedürfnisse und den Schmerzlevel angepasst werden. Beginnen Sie mit leichten Aktivitäten wie Spaziergängen und steigern Sie die Intensität und Dauer schrittweise. Kurze, regelmäßige Bewegungseinheiten sind effektiver als seltene, intensive Trainingseinheiten. Integrieren Sie Bewegung in Ihren Alltag, indem Sie z.B. Treppen statt Aufzug benutzen oder kurze Strecken zu Fuß oder mit dem Fahrrad zurücklegen. Sollten während der Bewegung vorübergehende Muskelverspannungen oder -schmerzen auftreten, klingen diese in der Regel nach einigen Wochen wieder ab [s8]. Wichtig ist, bei anhaltenden oder starken Schmerzen einen Arzt oder Physiotherapeuten zu konsultieren.

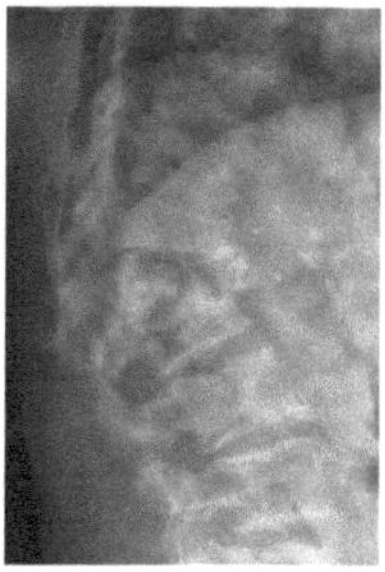

Osteoporose [i2]

Gut zu wissen

Bandscheiben

Bandscheiben dienen als Stoßdämpfer zwischen den Wirbeln und ermöglichen die Beweglichkeit der Wirbelsäule. Bei Inaktivität wird die Nährstoffversorgung der Bandscheiben beeinträchtigt, was zu Elastizitätsverlust und erhöhter Anfälligkeit für Verletzungen führen kann.

Depressionen

Langanhaltender Bewegungsmangel und chronische Schmerzen können das Risiko für Depressionen erhöhen. Depressionen wiederum können die Schmerzwahrnehmung verstärken und die Motivation zur körperlichen Aktivität verringern.

Inaktivität

Mangelnde körperliche Aktivität kann zu einer Schwächung der Rückenmuskulatur, einer verminderten Bandscheibenversorgung und einem erhöhten Risiko für Rückenschmerzen führen. Sie trägt auch zu anderen Gesundheitsproblemen wie Osteoporose und Arthritis bei, die ebenfalls Rückenschmerzen verursachen oder verschlimmern können.

Muskelverspannungen

Muskelverspannungen im Rückenbereich können durch Fehlhaltungen, Überlastung oder Bewegungsmangel entstehen. Sie äußern sich durch Schmerzen, Steifheit und eingeschränkte Beweglichkeit.

Korrelation zwischen Inaktivität und Rückenschmerzen

Erhöhte Inaktivität korreliert mit stärkeren Rückenschmerzen.

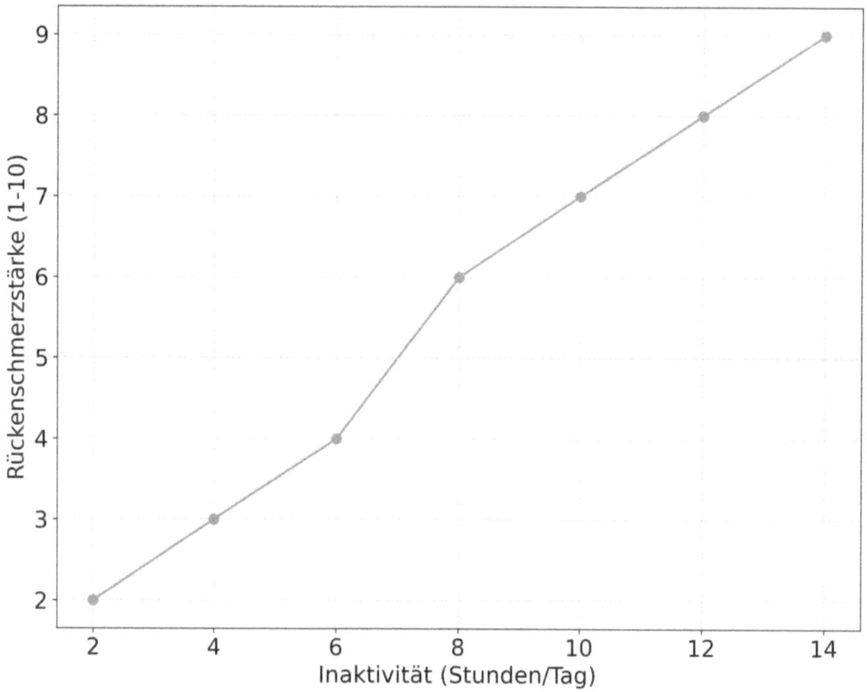

Das Diagramm zeigt eine positive Korrelation zwischen den täglichen Stunden der Inaktivität und der angegebenen Stärke der Rückenschmerzen. Personen mit höherer Inaktivität neigen dazu, stärkere Rückenschmerzen zu erleben. Dies deutet darauf hin, dass eine Steigerung der körperlichen Aktivität zur Linderung von Rückenschmerzsymptomen beitragen könnte.

Überlastung durch schweres Heben

Übermäßiges Heben schwerer Lasten zählt zu den häufigsten Ursachen für Rückenbeschwerden. Die Belastung der Wirbelsäule beim Heben, besonders im Lendenwirbelbereich, kann die Bandscheiben, Bänder und Muskeln überbeanspruchen und zu Schäden führen [s9]. Wiederholtes Heben schwerer Gegenstände, etwa im Beruf, erhöht das Risiko für muskuloskelettale Erkrankungen wie Bandscheibenvorfälle, Muskelzerrungen und Gelenkverschleiß [s9]. Die Höhe des Risikos steigt mit dem Gewicht der Last, der Häufigkeit des Hebens und der Körperhaltung während des Vorgangs. Einseitige Belastungen, wie das Tragen schwerer Gegenstände auf einer Schulter, verstärken die Asymmetrie und das Risiko für Schmerzen. Um Rückenproblemen vorzubeugen, sollte man beim Heben schwerer Lasten auf eine korrekte Hebetechnik achten: Beugen Sie die Knie und halten Sie den Rücken gerade, um die Belastung auf die Beinmuskulatur zu verteilen. Tragen Sie Lasten möglichst körpernah und vermeiden Sie ruckartige Bewegungen. Hilfsmittel wie Hebegurte oder Transportwagen können die Belastung reduzieren. Regelmäßiges Training der Rücken- und Bauchmuskulatur stärkt den Rumpf und schützt die Wirbelsäule vor Überlastung. Bei bereits bestehenden Rückenschmerzen sollte man vor dem Heben schwerer Lasten ärztlichen Rat einholen.

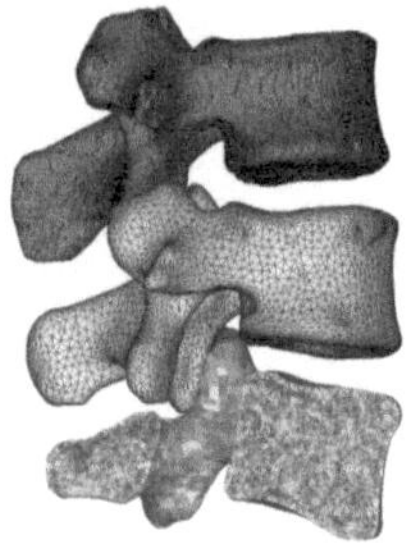

Lendenwirbel [i3]

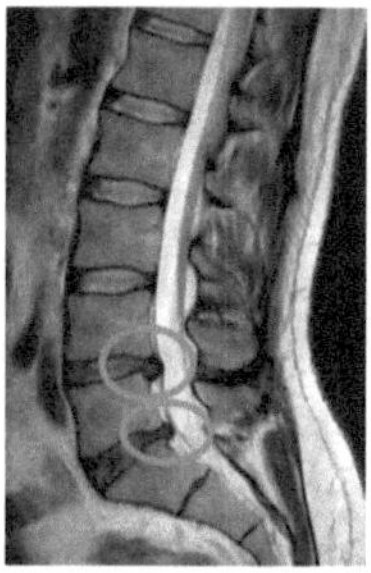

Bandscheibenvorfall [i4]

Gut zu wissen

Gelenkverschleiß

Chronische Überlastung der Wirbelgelenke kann zu Abnutzung des Knorpels und Arthrose führen. Dies verursacht Schmerzen, Steifheit und eingeschränkte Beweglichkeit.

Hebetechnik

Eine korrekte Hebetechnik verteilt die Belastung gleichmäßig auf Beine und Rumpf, minimiert das Verletzungsrisiko und schont die Wirbelsäule.

Lendenwirbelbereich

Der Lendenwirbelbereich ist besonders anfällig für Verletzungen durch schweres Heben, da er einen Großteil des Gewichts trägt und gleichzeitig flexibel sein muss.

Muskuloskelettale Erkrankungen

Muskuloskelettale Erkrankungen betreffen Muskeln, Knochen, Gelenke, Sehnen, Bänder und Nerven. Sie können durch Überlastung, Verletzungen oder Fehlhaltungen entstehen und Schmerzen, Bewegungseinschränkungen und Funktionseinbußen verursachen.

Geschätzte Belastung der Lendenwirbelsäule bei häufigen Hebeaktivitäten

Vergleich der Wirbelsäulenbelastung bei verschiedenen Hebe-Szenarien

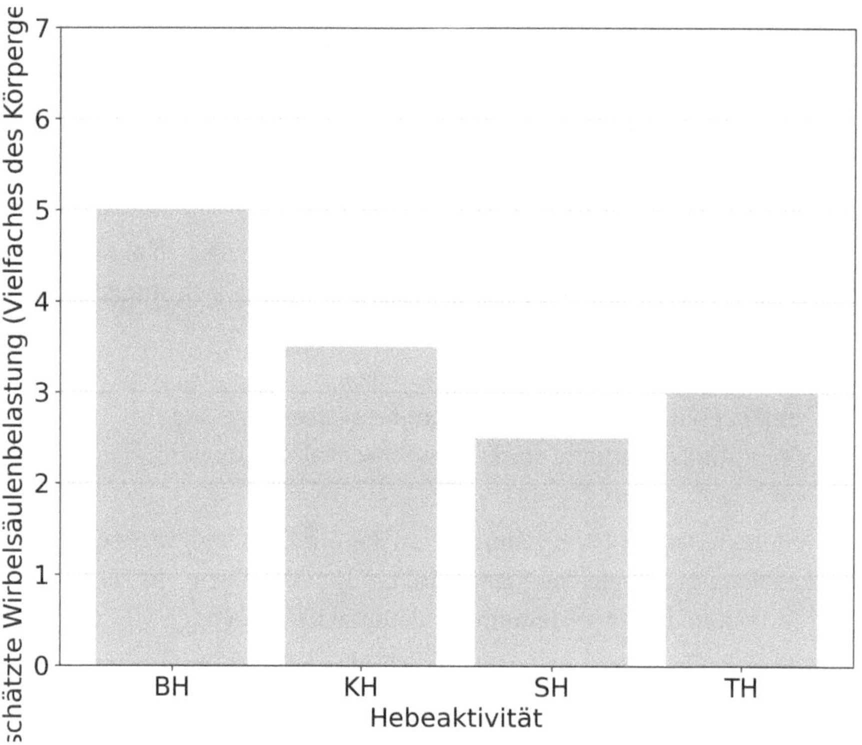

BH: Bodenheben (10kg)

KH: Kniehöhe Heben (10kg)

SH: Schulterhöhe Heben (10kg)

TH: Taillenhöhe Heben (10kg)

Diese Grafik zeigt anschaulich, wie unterschiedliche Hebepositionen und Gewichte die Belastung der Lendenwirbelsäule erheblich beeinflussen. Das Heben vom Boden, besonders mit schwereren Gewichten, erhöht die Belastung dramatisch. Eine neutrale Wirbelsäulenposition und das Halten der Last nahe am Körper scheinen entscheidend für die Minimierung der Belastung zu sein. Diese Erkenntnisse unterstreichen die Bedeutung richtiger Hebetechniken zur Vorbeugung von Rückenverletzungen.

Konkrete Ratschläge

- Verändern Sie regelmäßig Ihre Sitzposition und stehen Sie mindestens einmal pro Stunde auf, um Ihre Muskulatur zu aktivieren.
- Nutzen Sie die Mittagspause für einen kurzen Spaziergang an der frischen Luft, um Verspannungen zu lösen und neue Energie zu tanken.
- Bauen Sie kurze Bewegungssequenzen, wie Dehnübungen oder Kniebeugen, in Ihren Arbeitsalltag ein, beispielsweise beim Warten auf den Drucker.
- Achten Sie beim Tragen von Taschen oder Rucksäcken auf eine gleichmäßige Gewichtsverteilung, um einseitige Belastungen zu vermeiden.
- Experimentieren Sie mit verschiedenen Sitzmöglichkeiten, wie einem Gymnastikball oder einem Keilkissen, um Ihre Rumpfmuskulatur zu stärken und Ihre Haltung dynamischer zu gestalten.
- Stellen Sie sich beim Zähneputzen auf ein Bein und wechseln Sie nach einer Minute das Standbein, um Ihr Gleichgewicht zu trainieren und Ihre Tiefenmuskulatur zu aktivieren.
- Tragen Sie Schuhe mit flachen, flexiblen Sohlen, um die natürliche Bewegung Ihrer Füße und somit auch Ihrer Wirbelsäule zu unterstützen.
- Richten Sie Ihren Blick beim Gehen bewusst nach vorne und nicht auf den Boden, um eine aufrechte Haltung zu fördern und Nackenverspannungen vorzubeugen.
- Atmen Sie bewusst tief in den Bauch ein und aus, um Ihre Muskulatur mit Sauerstoff zu versorgen und Verspannungen zu lösen.
- Legen Sie sich abends für einige Minuten auf den Rücken mit angewinkelten Beinen, um Ihre Wirbelsäule zu entlasten und zu entspannen.

1. 2 Psychische Faktoren

Psychische Faktoren spielen eine entscheidende Rolle bei der Entstehung und Aufrechterhaltung von Rückenschmerzen. Stress, negative Emotionen und ungünstige Denkmuster können die Schmerzwahrnehmung verstärken und zu einer Chronifizierung beitragen. Auch die individuelle Stressreaktion und das persönliche Umfeld beeinflussen den Schmerzverlauf maßgeblich. So können beispielsweise Katastrophisieren oder mangelnde soziale Unterstützung die Beschwerden verschlimmern. Dieses Kapitel beleuchtet die komplexen Wechselwirkungen zwischen Psyche und Rückenschmerz und zeigt, wie emotionale Belastungen, kognitive Prozesse und soziale Faktoren die Schmerzbewältigung beeinflussen. Verstehen Sie die psychischen Einflüsse, um Ihre Rückenschmerzen besser in den Griff zu bekommen.

Die individuelle Stressreaktion, insbesondere die Neigung zum Katastrophisieren, spielt eine Schlüsselrolle bei der Entstehung und Aufrechterhaltung von Rückenschmerzen.

Stressbedingte Verspannungen

Stress führt zu Muskelverspannungen, die Rückenschmerzen verursachen oder verstärken können. Anhaltender Stress kann zu niedrigen, aber dauerhaften Muskelkontraktionen führen, die die Durchblutung (Ischämie) und Sauerstoffversorgung (Hypoxie) im Gewebe beeinträchtigen und so Schmerzen verursachen [s10]. Dieser Zusammenhang zeigt sich besonders deutlich in der unteren Rückenmuskulatur. Chronische Rückenschmerzpatienten neigen zu übermäßigen Kontraktionen dieser Muskeln, was ihre Schmerzwahrnehmung beeinflusst [s10]. Die individuelle Reaktion auf Stress spielt dabei eine wichtige Rolle. So kann die Neigung zum Katastrophisieren – also die Tendenz, Schmerzen übermäßig negativ zu bewerten und zu dramatisieren – die Muskelspannung in der Lückenmuskulatur (Paraspinalmuskulatur) verstärken, insbesondere wenn negative Emotionen erlebt werden [s10]. Ein Beispiel hierfür wäre ein Patient, der aufgrund von Rückenschmerzen befürchtet, seinen Job zu verlieren und dadurch seine Existenzgrundlage zu gefährden. Diese Sorgen und Ängste können die Muskelverspannung und damit die Schmerzen weiter verstärken. Zusätzlich interagieren Schmerzkatastrophisieren und Ruhe-Muskelspannung: Patienten mit einer hohen Ausprägung beider Faktoren berichten von den stärksten Schmerzen [s10]. Auch die kardiovaskuläre Reaktivität auf Stress ist relevant. Eine niedrige Reaktivität des Blutdrucks auf emotionale Belastung kann die schmerzlindernde Wirkung des Blutdrucks reduzieren und so die Schmerzintensität bei Patienten mit ausgeprägtem Katastrophisierungsverhalten erhöhen [s10]. Stress beeinflusst nicht nur Rückenschmerzen, sondern auch andere Schmerzarten. So kann er beispielsweise Phantomschmerzen auslösen oder verstärken [s11]. Studien zeigen, dass Stress und emotionale Belastung Episoden von Phantomschmerzen hervorrufen können, wobei unwillkürliche Muskelkontraktionen im Stumpf mit Angst, Anspannung und Stress verbunden sind [s11]. Emotionale Belastungen und Erschöpfung werden von vielen Amputierten als Auslöser für Phantomschmerzen genannt [s11]. Daher können therapeutische Maßnahmen, die auf die Regulierung von Stressreaktionen abzielen, auch bei der Behandlung von Phantomschmerzen hilfreich sein [s11]. Die Wechselwirkungen zwischen Stress, Emotionen und Schmerzen sind komplex und individuell unterschiedlich. Es ist wichtig, die eigenen Stressauslöser und Reaktionsmuster zu erkennen, um gezielte Strategien zur Stressbewältigung zu entwickeln und so Schmerzen zu reduzieren.

Gut zu wissen

Kardiovaskuläre Reaktivität

Die Reaktion des Herz-Kreislauf-Systems auf Stress, gemessen durch Veränderungen von Blutdruck und Herzfrequenz. Eine niedrige kardiovaskuläre Reaktivität kann die schmerzlindernde Wirkung des Blutdrucks reduzieren und so Rückenschmerzen verstärken.

Katastrophisieren

Die Tendenz, Schmerzen übermäßig negativ zu bewerten, zu dramatisieren und die möglichen Konsequenzen zu überschätzen. Katastrophisieren kann Rückenschmerzen verstärken, indem es die Muskelspannung erhöht und negative Emotionen verstärkt.

Paraspinalmuskulatur

Die Muskulatur, die entlang der Wirbelsäule verläuft und für die Stabilisierung und Bewegung des Rückens zuständig ist. Stress und negative Emotionen können die Spannung in der Paraspinalmuskulatur erhöhen und so Rückenschmerzen verursachen oder verstärken.

Phantomschmerzen

Schmerzen, die in einem amputierten Körperteil empfunden werden, obwohl dieser nicht mehr vorhanden ist. Stress und emotionale Belastung können Phantomschmerzen auslösen oder verstärken, was die Bedeutung von Stressbewältigung bei der Schmerztherapie unterstreicht.

Stress und Verspannung

Häufigkeit psychischer Stressfaktoren

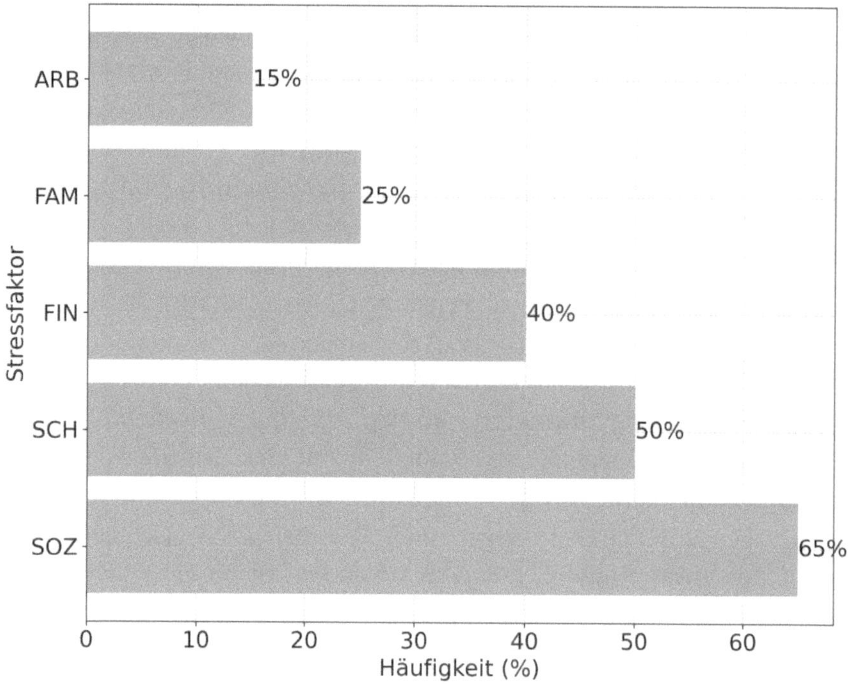

ARB: Arbeitsplatzstress

FAM: Familienprobleme

FIN: Finanzielle Sorgen

SCH: Schlafstörungen

SOZ: Soziale Ängste

Das Balkendiagramm visualisiert die relative Häufigkeit verschiedener psychischer Stressfaktoren, die zu Verspannungen, insbesondere im Rückenbereich, führen können. Arbeitsplatzstress ist der dominierende Faktor, gefolgt von familiären Problemen und finanziellen Sorgen. Schlafstörungen und soziale Ängste spielen eine vergleichsweise geringere, aber dennoch relevante Rolle.

Emotionale Belastungsmuster

Emotionale Belastungsmuster beeinflussen die Entstehung und den Verlauf von Rückenschmerzen. Negative Gefühle wie Angst, Ärger oder Traurigkeit können die Schmerzwahrnehmung verstärken und zu einer Chronifizierung beitragen [s12] [s13]. Besonders emotionales Essen als Bewältigungsstrategie bei negativen Gefühlen kann nicht nur zu Gewichtszunahme führen, sondern auch die psychische Gesundheit und damit indirekt die Rückenschmerzen negativ beeinflussen [s14]. Psychischer Stress, wie er etwa bei Burnout auftritt, äußert sich in Erschöpfung, Zynismus und reduzierter Leistungsfähigkeit [s15]. Diese Symptome können die Schmerzbewältigung zusätzlich erschweren und bestehende Rückenschmerzen verstärken. Ähnlich wirken sich auch negative soziale Interaktionen am Arbeitsplatz oder im privaten Umfeld aus, indem sie Energiereserven aufbrauchen, die für die Schmerzbewältigung benötigt werden [s15]. Umgekehrt können positive soziale Kontakte und Unterstützung die Resilienz, also die Fähigkeit, mit Belastungen umzugehen, stärken und so die Schmerzbewältigung erleichtern [s12]. Wer beispielsweise merkt, dass beruflicher Stress Rückenschmerzen verstärkt, könnte die Unterstützung von Kollegen suchen oder Strategien zur Stressbewältigung wie Achtsamkeitsübungen erlernen. Auch eine Veränderung der Ernährung, weg vom emotionalen Essen hin zu bewusster und ausgewogener Ernährung, kann positive Effekte auf die psychische und physische Gesundheit haben [s14]. Frühe negative Erfahrungen, wie etwa Traumata in der Kindheit oder unzureichende mütterliche Fürsorge, können die kognitiv-emotionalen Reaktionsmuster und die Stressbewältigung langfristig beeinflussen und somit auch die Anfälligkeit für Rückenschmerzen erhöhen [s13] [s16]. Die Wahrnehmung von Kontrolle über die eigene Situation (Locus of Control) und das Vertrauen in die eigenen Fähigkeiten (Selbstwirksamkeit) spielen ebenfalls eine Rolle bei der Schmerzbewältigung [s17]. Ein starkes Gefühl der Selbstwirksamkeit kann dazu führen, dass Betroffene aktiv Maßnahmen ergreifen, um ihre Schmerzen zu lindern, während ein geringes Selbstwertgefühl die Umsetzung von schmerzlindernden Verhaltensweisen behindern kann [s17]. Eine Therapie kann helfen, negative Denkmuster zu verändern und die Selbstwirksamkeit zu stärken.

Gut zu wissen

Achtsamkeitsübungen
Übungen zur bewussten Wahrnehmung des gegenwärtigen Moments, die helfen können, Stress zu reduzieren und die Körperwahrnehmung zu verbessern, was sich positiv auf Rückenschmerzen auswirken kann.

Chronifizierung
Übergang von akuten Schmerzen zu einem chronischen Schmerzsyndrom, oft verbunden mit psychischen Faktoren wie Angst oder Depression.

Kognitiv-emotionale Reaktionsmuster
Gedanken und Gefühle, die als Reaktion auf bestimmte Situationen oder Reize auftreten. Negative Reaktionsmuster können die Schmerzwahrnehmung verstärken und die Bewältigung von Rückenschmerzen erschweren.

Selbstwirksamkeit
Die Überzeugung, eigene Handlungen erfolgreich ausführen und Ziele erreichen zu können. Eine hohe Selbstwirksamkeit kann Betroffene dazu motivieren, aktiv an der Schmerzbewältigung mitzuwirken.

Emotionale Belastung und Schmerzintensität

Korrelation zwischen Stress, emotionaler Belastung und Schmerzintensität.

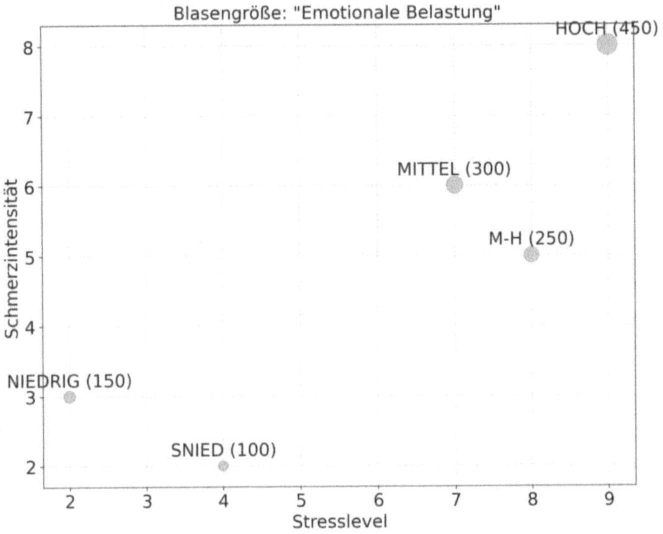

Blasengröße: Emotionale Belastung

HOCH: Hoher Stress und Belastung

M-H: Mittel-hoher Stress und Belastung

MITTEL: Mittlerer Stress und Belastung

NIEDRIG: Niedriger Stress und Belastung

SNIED: Sehr niedriger Stress und Belastung

Die Grafik zeigt eine positive Korrelation zwischen emotionaler Belastung und Schmerzintensität. Hohe Stresslevel gekoppelt mit hoher emotionaler Belastung tendieren zu höheren berichteten Schmerzleveln. Im Gegensatz dazu berichten Personen mit niedrigeren Stress- und emotionalen Belastungsleveln generell von geringerer Schmerzintensität. Dies deutet darauf hin, dass die Kontrolle des emotionalen Wohlbefindens und der Stresslevel eine wichtige Rolle beim Schmerzmanagement spielen könnte.

Psychosomatische Zusammenhänge

Psychosomatische Zusammenhänge beschreiben die Wechselwirkung zwischen psychischen Prozessen und körperlichen Beschwerden. Im Kontext von Rückenschmerzen bedeutet dies, dass emotionale Faktoren und kognitive Muster nicht nur die Schmerzwahrnehmung beeinflussen, sondern auch zur Entstehung und Aufrechterhaltung der Beschwerden beitragen können [s18] [s19]. Angst, ein häufiger Auslöser für Kopfschmerzen, kann die Schmerzintensität verstärken und die Lebensqualität mindern [s19]. Ähnlich verhält es sich mit Rückenschmerzen: Negative Emotionen wie Ärger oder Traurigkeit können die Schmerzwahrnehmung intensivieren und so zu einer Chronifizierung der Beschwerden führen [s18]. Dies gilt auch für die Wahrnehmung von Kontrolle über die eigene Situation und das Zutrauen in die eigenen Fähigkeiten. Ein geringes Selbstvertrauen kann die Umsetzung von schmerzlindernden Verhaltensweisen erschweren, während ein starkes Selbstwirksamkeitsgefühl Betroffene dazu motiviert, aktiv Maßnahmen zur Schmerzlinderung zu ergreifen [s19]. Wer beispielsweise unter Rückenschmerzen leidet und gleichzeitig überzeugt ist, die Schmerzen nicht beeinflussen zu können, wird möglicherweise weniger aktiv nach Lösungen suchen und so die Chronifizierung der Schmerzen begünstigen. Die Fähigkeit, Emotionen wahrzunehmen und auszudrücken, kann die Auswirkungen von Schmerzen lindern [s18]. Patienten, die ihre Emotionen klar benennen und kommunizieren können, haben möglicherweise bessere Chancen, adäquate Unterstützung zu erhalten und die Schmerzen besser zu bewältigen. katastrophisieren, ein ungünstiger Bewältigungsstil, bei dem Schmerzen übermäßig negativ bewertet und dramatisiert werden, verstärkt die Schmerzintensität [s20]. Zu vergleichen mit einem Patienten, der jeden Rückenschmerz als Vorbote einer schweren Erkrankung interpretiert und in der Folge seine Aktivitäten stark einschränkt, wodurch die Schmerzen langfristig zunehmen können. Die Forschung zeigt zudem einen Zusammenhang zwischen sozialer

Unterstützung und geringerer Angst und Depression [s21]. Ein stabiles soziales Umfeld kann somit als Schutzfaktor im Umgang mit chronischen Schmerzen dienen und die Schmerzbewältigung positiv beeinflussen.

Gut zu wissen

Psychosomatisch

Bezeichnet die Wechselwirkung zwischen psychischen und körperlichen Prozessen, die bei Rückenschmerzen eine wichtige Rolle spielt, da Stress, Ängste und Depressionen die Schmerzen verstärken können.

Selbstwirksamkeit

Ist die Überzeugung, eigene Ziele erreichen und schwierige Situationen bewältigen zu können. Ein starkes Selbstwirksamkeitsgefühl kann die Motivation zur Schmerzbewältigung fördern und Rückenschmerzen lindern.

Korrelation zwischen Stressniveau und Rückenschmerzintensität

Veranschaulicht den Zusammenhang zwischen wahrgenommenem Stress und Rückenschmerzintensität.

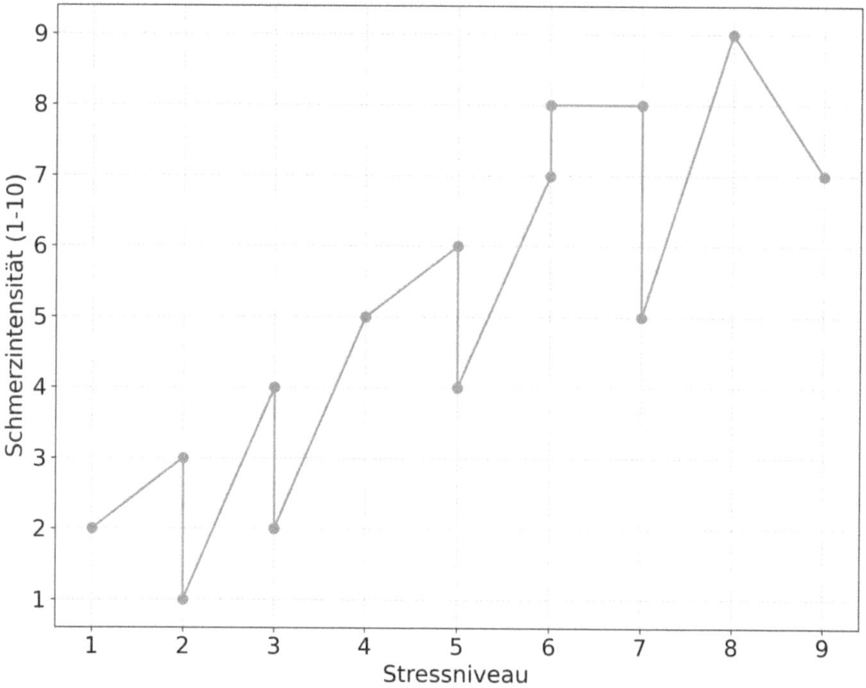

Diese Grafik deutet auf eine positive Korrelation zwischen Stressniveau und Rückenschmerzintensität hin. Mit zunehmendem Stress steigt auch die berichtete Intensität der Rückenschmerzen. Dies impliziert nicht unbedingt Kausalität, hebt aber den möglichen Einfluss psychologischer Faktoren auf körperliche Symptome hervor. Weitere Untersuchungen sind erforderlich, um die Art dieser Beziehung zu bestimmen und mögliche Interventionen zu erforschen.

Konkrete Ratschläge

- Reflektieren Sie regelmäßig Ihre Gedanken und Gefühle im Zusammenhang mit Ihren Schmerzen.
- Führen Sie ein Tagebuch, um wiederkehrende Muster in Ihren emotionalen Reaktionen auf Schmerz zu erkennen.
- Üben Sie, negative Gedankenmuster im Zusammenhang mit Schmerzen bewusst zu hinterfragen und umzudeuten.
- Trainieren Sie Ihre Selbstwirksamkeit, indem Sie sich kleine, realistische Ziele im Umgang mit Ihren Schmerzen setzen und diese erreichen.
- Visualisieren Sie regelmäßig Situationen, in denen Sie Ihre Schmerzen erfolgreich bewältigen.
- Suchen Sie aktiv nach positiven Aspekten in Ihrem Leben, auch wenn Sie Schmerzen haben.
- Konzentrieren Sie sich auf Ihre Stärken und Ressourcen, anstatt auf Ihre Schwächen und Defizite im Umgang mit Schmerzen.
- Lernen Sie, Ihre Grenzen im Umgang mit Schmerzen zu akzeptieren und sich selbst Mitgefühl entgegenzubringen.
- Entwickeln Sie ein persönliches Ritual, das Ihnen hilft, mit emotionalen Belastungen im Zusammenhang mit Schmerzen umzugehen.
- Tauschen Sie sich mit anderen Betroffenen über Ihre Erfahrungen mit Schmerzen und emotionalen Belastungen aus.
- Suchen Sie professionelle Unterstützung, wenn Sie Schwierigkeiten haben, Ihre emotionalen Reaktionen auf Schmerzen selbst zu regulieren.
- Erlernen Sie Entspannungstechniken wie progressive Muskelentspannung oder Autogenes Training, um Ihre emotionale Anspannung zu reduzieren.

1. 3 Anatomische Gegebenheiten

Rückenschmerzen gehören zu den häufigsten Beschwerden und schränken die Lebensqualität erheblich ein. Anatomische Strukturen der Wirbelsäule wie Bandscheiben, Facettengelenke und Wirbelkörper unterliegen im Laufe des Lebens Veränderungen, die zu Schmerzen führen können. Muskuläre Dysbalancen verstärken diese Problematik zusätzlich und beeinträchtigen die Stabilität der Wirbelsäule. Bandscheiben verlieren an Flüssigkeit und Elastizität, was zu einer erhöhten Belastung der Facettengelenke und letztendlich zu Schmerzen führt. Auch angeborene Anomalien wie ein lumbosakraler Übergangswirbel können die Biomechanik der Wirbelsäule beeinflussen und frühzeitige Degeneration begünstigen. Verstehen Sie die anatomischen Grundlagen Ihrer Rückenschmerzen, um Ursachen und Entstehung gezielt anzugehen und Beschwerden effektiv vorzubeugen.

Rückenschmerzen entstehen häufig durch ein komplexes Zusammenspiel von degenerativen Veränderungen der Wirbelsäule (Bandscheiben, Facettengelenke, Knochen), muskulären Dysbalancen und anatomischen Besonderheiten.

Wirbelsäulenveränderungen

Wirbelsäulenveränderungen treten im Laufe des Lebens auf und betreffen verschiedene Strukturen. Bandscheiben, die zwischen den Wirbeln liegen und als Stoßdämpfer fungieren, verändern sich durch Alterung und Verletzungen. [s22] Ihre Struktur – bestehend aus einem gallertartigen Kern (Nucleus pulposus) und einem Faserring (Anulus fibrosus) – verliert an Wassergehalt und Elastizität. [s23] Dadurch verringert sich die Bandscheibenhöhe und Risse im Anulus fibrosus können entstehen, was zu Schmerzen führen kann – auch ohne Bandscheibenvorfall. [s23] Die Facettengelenke, welche die Beweglichkeit der Wirbelsäule steuern, unterliegen ebenfalls degenerativen Prozessen. [s24] Arthrose in diesen Gelenken trägt, neben der Bandscheibendegeneration, maßgeblich zu Rückenschmerzen bei. [s25] Der Verlust an Knochendichte im spongiösen Knochen der Wirbelkörper verstärkt diese Entwicklung zusätzlich und erhöht das Frakturrisiko. [s24] Etwa bei einem lumbosakralen Übergangswirbel (LSTV) – einer angeborenen Anomalie, bei der der letzte Lendenwirbel mit dem Kreuzbein verwachsen ist –, kann die veränderte Anatomie die Biomechanik der Wirbelsäule beeinflussen und zu einer frühzeitigen Degeneration der Bandscheibe führen. [s26] Die dort schwächer ausgeprägten Iliolumballigamente tragen zur Instabilität bei. [s26] Wichtig ist, dass eine verringerte Bandscheibenhöhe unterhalb eines LSTV nicht mit einer Degeneration gleichzusetzen ist. [s26] Bildgebende Verfahren, wie CT und MRT, sind unerlässlich, um diese Veränderungen zu diagnostizieren. [s25] So können beispielsweise durch einen MRT-Scan Rupturen der interspinösen Bänder und Arthrose der hinteren Wirbelgelenke erkannt werden, die auf degenerative Veränderungen hindeuten. [s25]

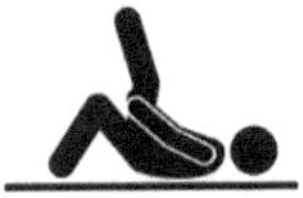

Gut zu wissen

Hintere Wirbelgelenke

Hintere Wirbelgelenke, auch Facettengelenke genannt, ermöglichen die Bewegung der Wirbelsäule und tragen zur Stabilität bei. Arthrose in diesen Gelenken kann zu Schmerzen und Bewegungseinschränkungen führen.

Lumbosakraler Übergangswirbel (LSTV)

Ein Lumbosakraler Übergangswirbel ist eine angeborene Anomalie, bei der der letzte Lendenwirbel teilweise oder vollständig mit dem Kreuzbein verschmolzen ist. Dies kann zu einer veränderten Belastung der Wirbelsäule und Rückenschmerzen führen.

Nucleus pulposus

Der Nucleus pulposus ist der gelartige Kern im Inneren einer Bandscheibe. Er besteht hauptsächlich aus Wasser und sorgt für die Flexibilität und Stoßdämpfung der Bandscheibe.

Spongiöser Knochen

Spongiöser Knochen ist ein poröser Knochen, der im Inneren der Wirbelkörper vorkommt. Er ist leichter als kompakter Knochen, bietet aber dennoch Stabilität und enthält Knochenmark.

Häufige Wirbelsäulenprobleme

Verteilung häufiger Wirbelsäulenprobleme, die zu Rückenschmerzen beitragen.

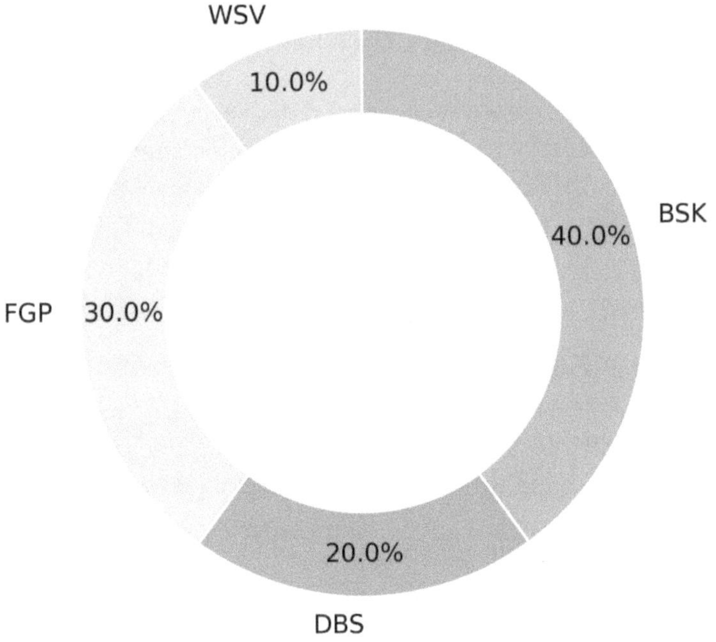

BSK: Bandscheibendegeneration

FGP: Facettengelenkprobleme

DBS: Bandscheibenvorfall

WSV: Wirbelsäulenstenose

Die Bandscheibendegeneration ist das häufigste Problem und betrifft einen erheblichen Teil der Bevölkerung, was die Bedeutung vorbeugender Maßnahmen und angemessener Pflege unterstreicht. Facettengelenkprobleme und Bandscheibenvorfälle stellen ebenfalls erhebliche Anteile dar, was auf die Notwendigkeit gründlicher Diagnosen zur Unterscheidung dieser verwandten Erkrankungen hinweist. Die Wirbelsäulenstenose, obwohl weniger häufig als die anderen, betrifft immer noch einen bemerkenswerten Prozentsatz und erfordert spezifische Behandlungsüberlegungen.

Muskuläre Dysbalancen

Muskuläre Dysbalancen, also Ungleichgewichte in der Kraft und Flexibilität verschiedener Muskelgruppen, beeinflussen die Funktion der Gelenke und können Rückenschmerzen verursachen. Sie entstehen, wenn die Muskeln um ein Gelenk nicht im Gleichgewicht arbeiten, manche also zu stark und andere zu schwach sind und dadurch die Gelenkmechanik und -stabilität beeinträchtigen. [s27] Ein Beispiel hierfür ist das Upper-Crossed-Syndrom, bei dem eine Schwäche der Nackenbeugemuskeln und der Schulterblatt stabilisierenden Muskeln vorliegt. Gleichzeitig kommt es zu einer Verkürzung der Brustmuskulatur, des oberen Trapezius, des Kopfwenders und des Schulterblatthebers. [s27] Diese Dysbalance führt zu einer veränderten Haltung und kann Schmerzen im Nacken-, Schulter- und Rückenbereich auslösen. Auch im Bereich der Lendenwirbelsäule können muskuläre Dysbalancen Probleme verursachen und beispielsweise zu einer Überlastung der Rückenstrecker führen, wenn die Bauchmuskulatur zu schwach ist, um die Wirbelsäule ausreichend zu stabilisieren. [s28] Diverse Faktoren begünstigen die Entstehung solcher Dysbalancen, darunter einseitige Belastungen durch Sport oder Beruf, mangelndes Aufwärmen vor körperlicher Aktivität, aber auch anatomische Besonderheiten. [s28] So kann eine verkürzte oder schwache Wadenmuskulatur die Beinachse verändern und die Belastung auf Knie und Hüfte, aber auch auf die Lendenwirbelsäule, negativ beeinflussen. [s28] Selbst Dysbalancen im Bereich der Brustwirbelsäule können sich auf die untere Extremität auswirken und beispielsweise Knieschmerzen verursachen. [s28] Um diese komplexen Zusammenhänge zu verstehen und gezielt zu behandeln, ist eine umfassende Diagnostik, die auch die Muskelaktivität mittels Elektromyographie (EMG) einbezieht, hilfreich. [s27] Diese Messmethode ermöglicht es, die Aktivierungsmuster der Muskeln zu analysieren und so die Ursachen der Dysbalance zu identifizieren.

Gut zu wissen

Elektromyographie

Mithilfe von Elektroden, die auf der Haut angebracht werden, misst die Elektromyographie die elektrische Aktivität der Muskeln. Diese Information hilft, festzustellen, welche Muskeln zu stark oder zu schwach aktiviert sind und gibt Aufschluss über die Ursachen von muskulären Dysbalancen.

Muskuläre Dysbalancen

Sie spielen eine entscheidende Rolle bei der Entstehung von Rückenschmerzen. Ein Ungleichgewicht zwischen der vorderen und hinteren Bauchmuskulatur kann beispielsweise die Lendenwirbelsäule belasten und Schmerzen verursachen. Auch im Schulter-Nacken-Bereich können Dysbalancen zu einer Fehlhaltung und damit verbundenen Schmerzen führen.

Upper-Crossed-Syndrom

Beim Upper-Crossed-Syndrom liegt eine Kombination aus verkürzten Brust- und Nackenmuskeln sowie geschwächter Rücken- und tiefer Nackenmuskulatur vor. Diese Dysbalance führt zu einer charakteristischen Kopfvorhaltung und kann Schmerzen im Nacken, den Schultern und im oberen Rücken verursachen.

Muskelgruppen-Aktivität

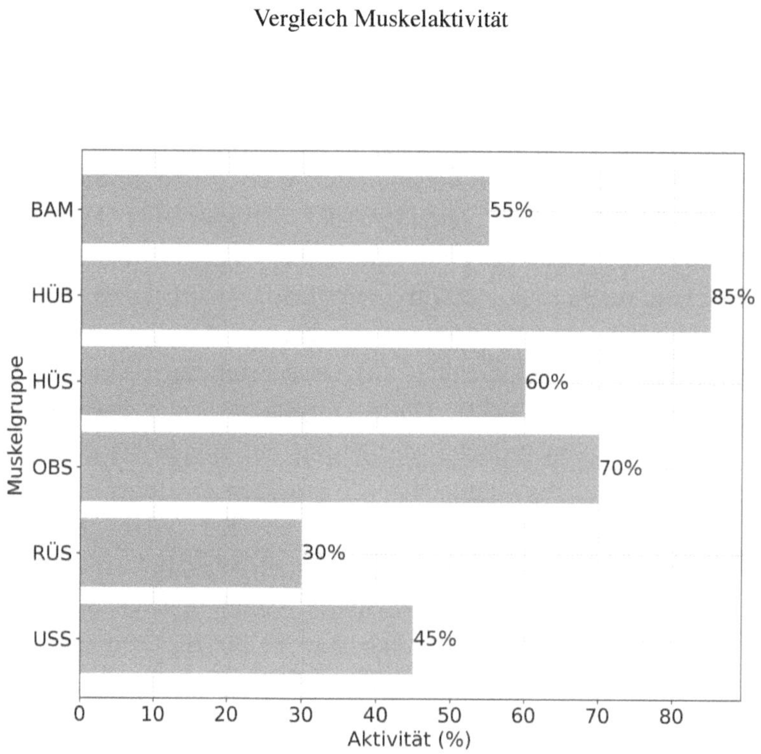

BAM: Bauchmuskulatur
HÜB: Hüftbeuger
HÜS: Hüftstrecker
OBS: Oberschenkel
RÜS: Rückenstrecker
USS: Unterschenkel

Das horizontale Balkendiagramm veranschaulicht die relative Aktivität verschiedener Muskelgruppen und deutet auf potenzielle Dysbalancen hin. Eine höhere Aktivität im Bereich der Rückenstrecker im Vergleich zu den Bauchmuskeln könnte auf eine Überlastung hindeuten. Die geringere Aktivität der Hüftbeuger im Vergleich zu den Hüftstreckern könnte ebenfalls zu muskulären Dysbalancen und Rückenschmerzen beitragen. Eine ausgeglichene Muskelaktivität ist wichtig für eine gesunde Körperhaltung und Schmerzprävention.

Bandscheibenproblematik

Bandscheibenprobleme entstehen durch komplexe Veränderungen im Aufbau der Bandscheibe selbst und ihrer Umgebung. Die Bandscheibe, bestehend aus einem äußeren Faserring (Anulus fibrosus) und dem inneren Gallertkern (nucleus_pulposus), verliert im Alter an Wasser und Elastizität [s29]. Dieser Flüssigkeitsverlust verändert die Struktur und Funktion der Bandscheibe, mindert ihre Fähigkeit, Druck gleichmäßig zu verteilen und Erschütterungen zu absorbieren [s30]. Durch die verringerte Bandscheibenhöhe steigt die Belastung auf die angrenzenden Wirbelgelenke (Facettengelenke), was wiederum zu deren Abnutzung (Arthrose) führen kann [s31]. Diese Degeneration der Facettengelenke ist eine weitere Schmerzquelle, die häufig mit Bandscheibenproblemen einhergeht. Die resultierenden Schmerzen können sich auf unterschiedliche Weise manifestieren. So kann ein Patient mit fortgeschrittener Degeneration der Lendenwirbelsäule nicht nur lokale Schmerzen im unteren Rücken verspüren, sondern auch ausstrahlende Schmerzen in das Bein, ähnlich einem Ischias, erleben [s31]. Zusätzlich können Risse im Anulus fibrosus entstehen, die ebenfalls Schmerzen verursachen, selbst ohne einen Bandscheibenvorfall [s32]. Die Versorgung der Bandscheibe erfolgt über Diffusion, da sie nicht direkt durchblutet ist (avaskulär) [s33]. Dieser Umstand macht sie anfälliger für Schädigungen und verlangsamt die Heilung [s34]. Genetische Veranlagung, aber auch äußere Einflüsse wie Rauchen und körperliche Belastung, beeinflussen diesen Prozess [s29]. Die Entzündungsprozesse, die durch die Degeneration der Bandscheibe entstehen, führen zu einer Einwanderung von Nervenfasern in die zuvor schmerzunempfindliche Bandscheibe (Neurotisation) [s34]. Diese Nervenendigungen in der Bandscheibe und den angrenzenden Strukturen wie den Facettengelenken und Bändern leiten dann Schmerzsignale weiter, die vom Gehirn als Rückenschmerz interpretiert werden.

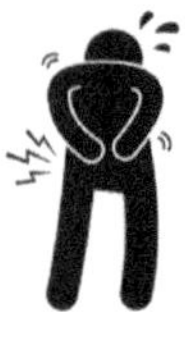

Gut zu wissen

Anulus fibrosus

Der Anulus fibrosus ist der äußere, faserige Ring der Bandscheibe. Er umschließt den Gallertkern und sorgt für Stabilität und Flexibilität.

Lendenwirbelsäule

Die Lendenwirbelsäule ist der untere Teil der Wirbelsäule und besonders anfällig für Belastungen und Schmerzen.

Neurotisation

Neurotisation ist das Einwachsen von Nervenfasern in ein Gewebe, das zuvor nicht von Nerven versorgt war. Dies kann bei degenerierten Bandscheiben zu Schmerzen führen.

Lokalisation von Bandscheibenvorfällen

Verteilung von Bandscheibenvorfällen nach Wirbelsäulenregion.

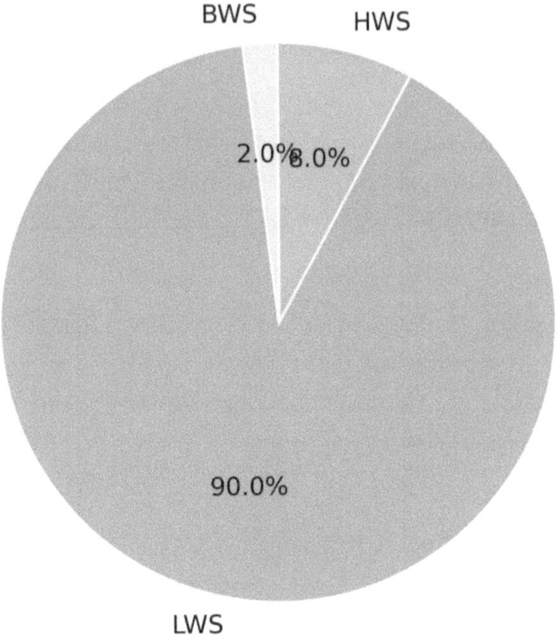

- BWS: Brustwirbelsäule
- HWS: Halswirbelsäule
- LWS: Lendenwirbelsäule

Die große Mehrheit der Bandscheibenvorfälle tritt in der Lendenwirbelsäule auf, gefolgt von der Halswirbelsäule. Vorfälle in der Brustwirbelsäule sind deutlich seltener. Diese Verteilung spiegelt wahrscheinlich die höhere Belastung und Mobilitätsanforderungen wider, die an die Lenden- und Halswirbelsäule im Vergleich zur stabileren Brustwirbelsäule gestellt werden.

Konkrete Ratschläge

- Spüren Sie bewusst die natürliche Krümmung Ihrer Wirbelsäule und versuchen Sie, diese im Alltag beizubehalten.
- Tasten Sie Ihre Wirbelsäule ab und erkunden Sie deren Verlauf und die angrenzenden Muskeln.
- Beobachten Sie die Bewegung Ihrer Wirbelsäule bei alltäglichen Aktivitäten wie Bücken oder Drehen.
- Vergleichen Sie die Beweglichkeit Ihrer Wirbelsäule in verschiedenen Körperhaltungen, zum Beispiel im Sitzen und Stehen.
- Stellen Sie sich vor, Ihre Wirbelsäule wäre eine Perlenschnur und versuchen Sie, die einzelnen "Perlen" (Wirbel) bewusst zu bewegen.
- Hängen Sie sich regelmäßig für einige Sekunden an eine Stange oder einen Türrahmen, um Ihre Wirbelsäule zu strecken und zu entlasten.
- Rollen Sie sich auf einer Gymnastikmatte ab, um die Beweglichkeit Ihrer Wirbelsäule zu fördern und Verspannungen zu lösen.
- Massieren Sie die Muskeln entlang Ihrer Wirbelsäule mit einem Tennisball oder einer Faszienrolle.
- Legen Sie sich auf den Bauch und heben Sie abwechselnd den rechten Arm und das linke Bein und umgekehrt, um die Rückenmuskulatur zu stärken.
- Ertasten Sie Ihre Beckenknochen und versuchen Sie, diese bewusst auszurichten, um die Basis Ihrer Wirbelsäule zu stabilisieren.
- Visualisieren Sie die Position Ihrer Bandscheiben zwischen den Wirbeln und stellen Sie sich vor, wie diese durch Bewegung mit Flüssigkeit versorgt werden.

Rückblick - 1. Ursachen und Entstehung

Rückenschmerzen sind ein weit verbreitetes Problem, dessen Ursachen vielfältig und oft miteinander verwoben sind. Ein zentraler Aspekt ist die Körperhaltung im Alltag. Langes Sitzen, insbesondere in ungünstigen Positionen, führt zu muskulären Dysbalancen: Die Bauchmuskulatur schwächt sich ab, während sich die Muskeln an der Körperrückseite verkürzen. Diese Asymmetrie verändert die Statik der Wirbelsäule und kann Schmerzen verursachen. Auch Fehlhaltungen im Stehen, wie Hohlkreuz oder Rundrücken, tragen zu einer ungünstigen Belastung der Wirbelsäule bei. Um dem entgegenzuwirken, sollten Sie Ihren Arbeitsplatz ergonomisch gestalten, regelmäßig Ihre Haltung korrigieren und für ausreichend Bewegung sorgen. Integrieren Sie kurze Bewegungspausen in Ihren Arbeitsalltag, nutzen Sie höhenverstellbare Schreibtische und achten Sie auf eine dynamische Sitzposition. Reflektieren Sie Ihre Körperhaltung im Alltag und korrigieren Sie sich aktiv, sobald Sie eine Fehlhaltung bemerken. Dies erfordert zwar anfänglich bewusste Anstrengung, wird aber mit der Zeit zur Gewohnheit.

Ein weiterer wichtiger Faktor ist Bewegungsmangel. Inaktivität führt zu einer verminderten Durchblutung von Muskeln und Bandscheiben, was deren Versorgung mit Nährstoffen und Sauerstoff beeinträchtigt. Die Folgen sind eine Schwächung der Rückenmuskulatur, eine Abnahme der Bandscheibenelastizität und ein erhöhtes Risiko für Erkrankungen wie Osteoporose und Arthritis. Neben den physischen Auswirkungen beeinflusst Bewegungsmangel auch das psychische Wohlbefinden und kann zu einem Teufelskreislauf aus Inaktivität und Schmerzen führen. Daher ist regelmäßige Bewegung essenziell zur Vorbeugung und Linderung von Rückenschmerzen. Beginnen Sie mit leichten Aktivitäten wie Spaziergängen und steigern Sie die Intensität und Dauer schrittweise. Integrieren Sie Bewegung in Ihren Alltag, indem Sie beispielsweise Treppen statt Aufzug benutzen oder kurze Strecken zu Fuß zurücklegen. Finden Sie eine Sportart, die Ihnen Spaß macht und die Sie langfristig in Ihren Alltag integrieren können. Seien Sie geduldig mit sich selbst und akzeptieren Sie auch Rückschläge.

Neben Fehlhaltungen und Bewegungsmangel spielt auch Überlastung, insbesondere durch falsches Heben schwerer Lasten, eine entscheidende Rolle. Die Belastung der Wirbelsäule beim Heben, vor allem im Lendenwirbelbereich, kann zu Schäden an Bandscheiben, Bändern und Muskeln führen. Um dies zu vermeiden, ist die richtige Hebetechnik entscheidend: Beugen Sie die Knie, halten Sie den Rücken gerade und tragen Sie die Last körpernah. Vermeiden Sie ruckartige Bewegungen und nutzen Sie gegebenenfalls Hilfsmittel wie Hebegurte. Achten Sie im Alltag auf gleichmäßige Belastung und verteilen Sie schwere Lasten auf beide Körperhälften. Trainieren Sie Ihre Rücken- und Bauchmuskulatur, um Ihre Wirbelsäule zu stärken und sie vor Überlastung zu schützen.

Schließlich darf der Einfluss von Stress und emotionalen Belastungen nicht unterschätzt werden. Stress führt zu Muskelverspannungen, die Rückenschmerzen verursachen oder verstärken können. Negative Emotionen wie Angst, Ärger oder Traurigkeit beeinflussen die Schmerzwahrnehmung und können zu einer Chronifizierung der Beschwerden beitragen. Daher ist es wichtig, Strategien zur Stressbewältigung zu entwickeln. Achtsamkeitsübungen, Entspannungstechniken und eine positive Lebenseinstellung können Ihnen helfen, Stress zu reduzieren und Ihre Rückengesundheit zu verbessern. Suchen Sie Unterstützung in Ihrem sozialen Umfeld und scheuen Sie sich nicht, professionelle Hilfe in Anspruch zu nehmen, wenn Sie alleine nicht weiterkommen.

Die Entstehung von Rückenschmerzen ist ein komplexes Zusammenspiel verschiedener Faktoren. Indem Sie Ihre Körperhaltung, Ihren Bewegungsumfang und Ihren Umgang mit Stress reflektieren, können Sie aktiv dazu beitragen, Ihre Rückengesundheit zu verbessern und Schmerzen vorzubeugen. Der Weg zu einem schmerzfreien Rücken erfordert Engagement und Geduld, aber die Belohnung ist ein gesteigertes Wohlbefinden und eine höhere Lebensqualität.

2. Vorbeugende Maßnahmen

Wussten Sie, dass über 80% aller Menschen im Laufe ihres Lebens unter Rückenschmerzen leiden? Der moderne Lebensstil mit langen Sitzphasen und Bewegungsmangel fordert seinen Tribut von unserem Körper. Doch statt erst zu handeln, wenn der Schmerz bereits da ist, können wir aktiv gegensteuern. Die richtigen Gewohnheiten und ein bewusster Umgang mit unserem Körper bilden dabei das Fundament für einen gesunden Rücken. In diesem Kapitel erfahren Sie, wie Sie mit einfachen, aber wirkungsvollen Strategien Rückenproblemen gezielt vorbeugen können.

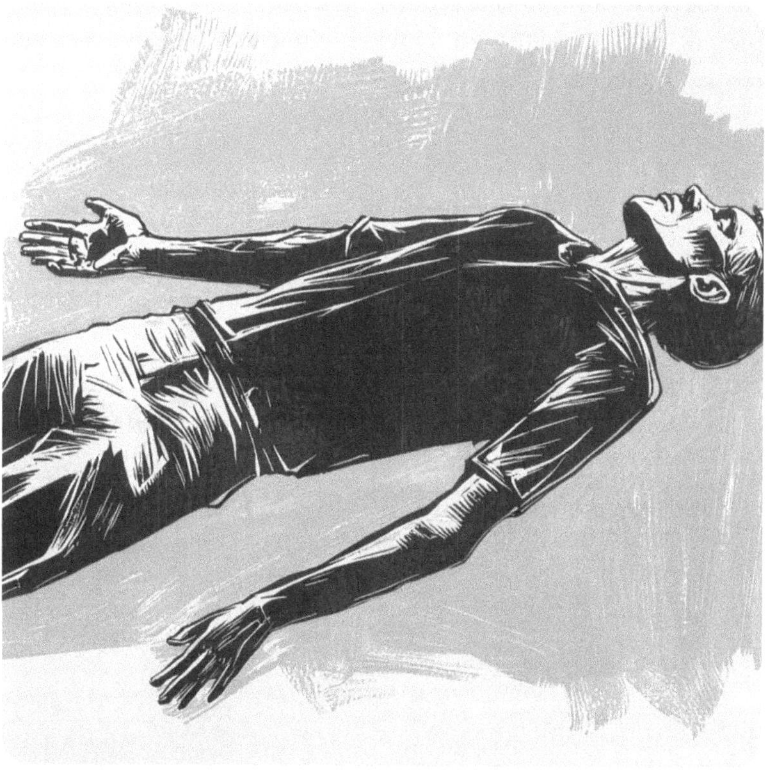

2. 1 Bewegungsoptimierung

Bewegungsoptimierung im Alltag schützt vor Rückenschmerzen und verbessert die allgemeine körperliche Leistungsfähigkeit. Unbewusst ausgeführte Bewegungen bergen oft Risiken für Fehlbelastungen und Schmerzen, insbesondere im Lendenwirbelbereich. Diese lassen sich durch eine verbesserte Körperwahrnehmung und die Optimierung von Bewegungsabläufen minimieren. Richtiges Heben, Bücken und die korrekte Körperhaltung bei alltäglichen Aktivitäten spielen eine entscheidende Rolle. Eine starke Rumpfmuskulatur und optimale Gelenkwinkel unterstützen die Wirbelsäule und beugen Verletzungen vor. Entdecken Sie im Folgenden, wie Sie Ihre Bewegungsabläufe optimieren und so aktiv zu einem schmerzfreien und beweglichen Rücken beitragen.

Bewegungsoptimierung im Alltag erfordert sowohl die Stärkung der Rumpfmuskulatur als auch die Schulung der Körperwahrnehmung, um Bewegungen bewusst, effizient und rückenschonend auszuführen.

Haltungsschulung

Haltungsschulung zielt auf die Verbesserung der Körperhaltung ab, um Rückenschmerzen zu lindern und die allgemeine Körperwahrnehmung zu schärfen. Ein wichtiger Aspekt ist die Stärkung der Muskulatur, die die Wirbelsäule stützt. Eine schwache Rumpfmuskulatur kann zu Fehlhaltungen und in der Folge zu Schmerzen führen. Durch gezieltes Training, unter anderem mit neuromuskulären Übungen, lässt sich die Stabilität der Wirbelsäule verbessern und die Muskulatur kräftigen. [s35] Diese Übungen können in verschiedenen Schwierigkeitsstufen durchgeführt werden, um den individuellen Bedürfnissen gerecht zu werden und eine Überlastung zu vermeiden. Beginnend mit einfachen Übungen im Liegen, kann die Intensität schrittweise gesteigert werden, bis hin zu komplexeren Übungen im Stehen. So wird die Muskulatur optimal trainiert und die Kontrolle über die Körperhaltung verbessert. Die sogenannte „neutrale Wirbelsäulenhaltung" – eine Haltung, die die Wirbelsäule in ihrer natürlichen S-Form hält – spielt dabei eine zentrale Rolle. Eine verbesserte Kontrolle über diese Haltung kann dazu beitragen, Fehlbelastungen zu vermeiden und die Schmerzen zu reduzieren. [s35] Neben der Kräftigung der Muskulatur ist die Schulung der Körperwahrnehmung ein weiterer wichtiger Bestandteil der Haltungsschulung. Viele Menschen sind sich ihrer Haltung im Alltag nicht bewusst und nehmen Fehlhaltungen oft erst dann wahr, wenn bereits Schmerzen auftreten. Durch gezielte Übungen und eine erhöhte Achtsamkeit für den eigenen Körper kann die Wahrnehmung der Körperhaltung verbessert werden. Dies ermöglicht es, Fehlhaltungen im Alltag frühzeitig zu erkennen und zu korrigieren. So können beispielsweise lange Sitzphasen am Schreibtisch durch regelmäßige Bewegungsunterbrechungen und eine ergonomische Gestaltung des Arbeitsplatzes positiv beeinflusst werden. Auch im Stehen ist es wichtig, auf eine aufrechte Haltung zu achten und das Gewicht gleichmäßig auf beide Beine zu verteilen. Ein weiterer Aspekt, der in der Haltungsschulung berücksichtigt wird, ist die Atmung. Eine korrekte Atmung unterstützt die Stabilität der Wirbelsäule und kann dazu beitragen, Verspannungen zu lösen. [s35] Tiefe Bauchatmung, bei der sich der Bauch beim Einatmen hebt und beim Ausatmen senkt, kann die Rumpfmuskulatur aktivieren und die Wirbelsäule entlasten. Atemübungen können in den Alltag integriert werden, zum Beispiel durch kurze Atempausen während der Arbeit oder beim Spazierengehen. Die regelmäßige Durchführung von Haltungsschulungsübungen kann zu einer signifikanten Reduktion von Rückenschmerzen führen und die Bewegungssteuerung, insbesondere im Bereich der lendenwirbelsaeule, verbessern. [s35] Wichtig ist dabei, die Übungen an die individuellen Bedürfnisse anzupassen und regelmäßig durchzuführen. Eine Kombination aus Kräftigungsübungen, Schulung der Körperwahrnehmung und Atemtechniken kann einen nachhaltigen positiven Effekt auf die Haltung und das allgemeine Wohlbefinden haben. Werden die Übungen konsequent durchgeführt, können Betroffene eine bessere Kontrolle über ihre Lendenwirbelsäule erlangen und Schmerzen reduzieren. [s35] Durch die verbesserte Körperhaltung und die gestärkte Muskulatur wird der Rücken widerstandsfähiger gegen Belastungen und das Risiko für zukünftige Rückenschmerzen kann minimiert werden.

Gut zu wissen

Neuromuskulär

Bezeichnet die Verbindung und das Zusammenspiel zwischen Nerven und Muskeln. Bei der Bewegungsoptimierung spielen neuromuskuläre Übungen eine wichtige Rolle, da sie die Koordination und die Ansteuerung der Muskeln verbessern, was die Bewegungskontrolle und -stabilität fördert und so Rückenschmerzen vorbeugen kann.

Rumpfmuskulatur

Die Muskulatur, die den Rumpf stabilisiert und die Wirbelsäule stützt. Eine starke Rumpfmuskulatur ist essentiell für eine gute Haltung und beugt Rückenschmerzen vor.

Wirksamkeit von Rückenschmerzinterventionen

Vergleich der Trainingsmethoden

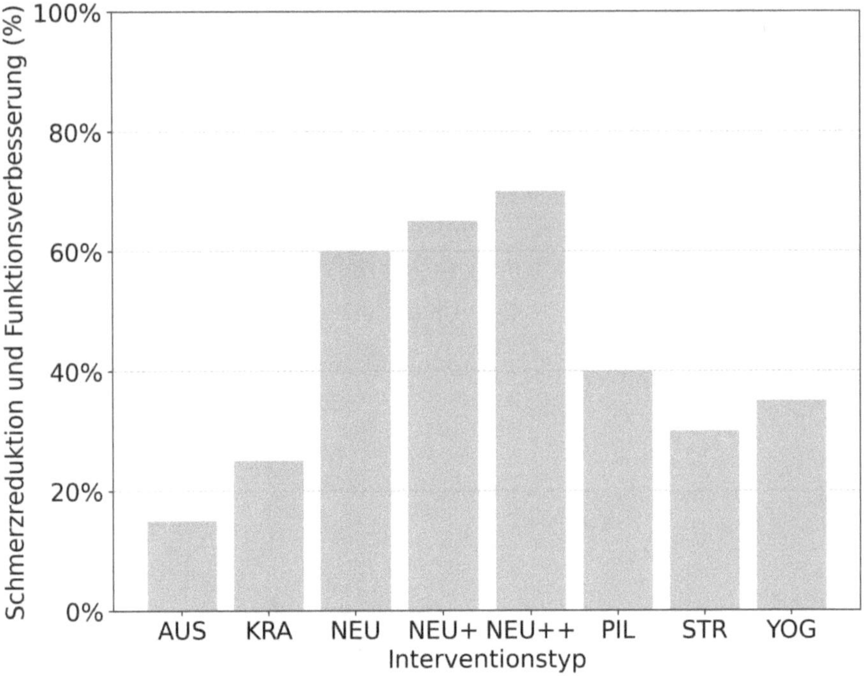

AUS: Aufklärung	KRA: Krafttraining
NEU: Neuromuskuläres Training	PIL: Pilates
STR: Allgemeines Training	YOG: Yoga

Die Daten deuten darauf hin, dass neuromuskuläres Training und kombinierte Ansätze (neuromuskulär + andere) die signifikantesten Verbesserungen bei der Schmerzreduktion und funktionellen Kapazität erzielen. Während andere Methoden wie Aufklärung und allgemeines Training einen gewissen Nutzen zeigen, ist ihre Wirkung weniger ausgeprägt. Dies unterstreicht die Bedeutung von gezieltem Training für ein effektives Rückenschmerzmanagement.

Ergonomische Arbeitsplatzgestaltung

Eine ergonomische Arbeitsplatzgestaltung trägt maßgeblich zur Vorbeugung und Linderung von Rückenschmerzen bei. Sie zielt darauf ab, den Körper bei der Arbeit möglichst wenig zu belasten und so die Entstehung von Beschwerden zu minimieren. Ein zentraler Aspekt ist die Anpassung des Arbeitsplatzes an die individuellen Körpermaße. So sollte die Höhe des Schreibtisches und Stuhls so gewählt sein, dass die Füße flach auf dem Boden stehen und die Oberschenkel waagerecht zum Boden verlaufen. Die Tischhöhe sollte so eingestellt sein, dass die Unterarme beim Tippen waagerecht aufliegen und die Ellenbogen im 90-Grad-Winkel gebeugt sind. Ein zu niedriger Schreibtisch führt oft zu einer vornübergebeugten Haltung, was die Rückenmuskulatur überlastet. Ein zu hoher Schreibtisch hingegen kann zu Verspannungen im Schulter- und Nackenbereich führen. Die richtige Positionierung des Monitors ist ebenfalls wichtig. Der Bildschirm sollte so aufgestellt sein, dass der Blick leicht nach unten gerichtet ist und der obere Bildschirmrand sich etwa auf Augenhöhe befindet. Dies entlastet die Nackenmuskulatur und beugt Kopfschmerzen vor. [s36] Auch die Verwendung ergonomischer Hilfsmittel wie einer vertikalen Maus oder einer geteilten Tastatur kann die Belastung der Handgelenke reduzieren und so das Risiko eines Karpaltunnelsyndroms minimieren. [s37] Durch die Anpassung des Arbeitsplatzes und die Integration ergonomischer Prinzipien können Beschwerden effektiv vorgebeugt und die Arbeitsleistung verbessert werden. Regelmäßige Pausen und kurze Bewegungseinheiten, wie etwa Dehnübungen oder ein kurzer Spaziergang, ergänzen die ergonomische Arbeitsplatzgestaltung und fördern die Durchblutung sowie den Stoffwechsel der Muskulatur. Eine dynamische Sitzhaltung, bei der die Sitzposition regelmäßig verändert wird, entlastet ebenfalls die Wirbelsäule und beugt Verspannungen vor. So kann etwa ein

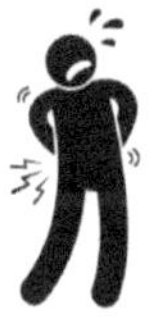

Gymnastikball zeitweise als Alternative zum Bürostuhl genutzt werden, um die Rumpfmuskulatur zu aktivieren und die Balance zu trainieren.

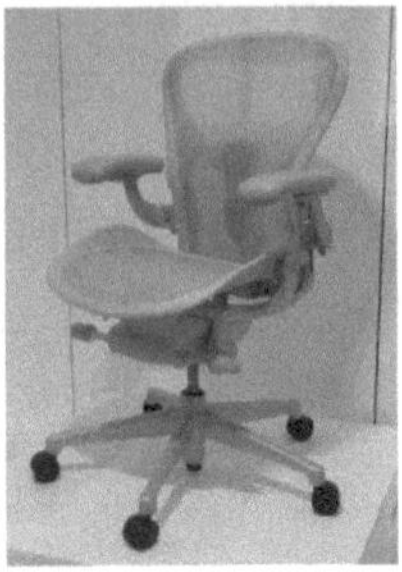

Ergonomischer_Bürostuhl [i5]

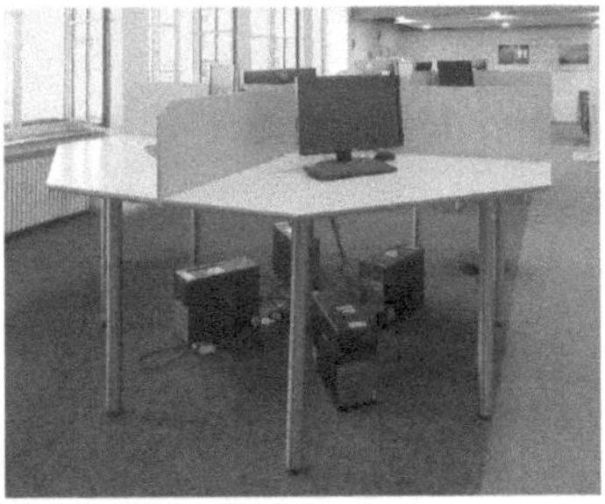

Ergonomischer_Schreibtisch [i6]

Gut zu wissen

Gymnastikball

Durch das dynamische Sitzen auf einem Gymnastikball wird die Rumpfmuskulatur gestärkt, was die Stabilität der Wirbelsäule verbessert und Rückenschmerzen vorbeugen kann.

Karpaltunnelsyndrom

Das Karpaltunnelsyndrom ist eine Erkrankung des Handgelenks, die durch Druck auf den Medianusnerv verursacht wird und zu Schmerzen und Taubheitsgefühlen in Hand und Fingern führen kann. Eine ergonomische Arbeitsplatzgestaltung kann dazu beitragen, das Risiko eines Karpaltunnelsyndroms zu verringern.

Ergonomische Faktoren die zu Rückenschmerzen beitragen

Verteilung ergonomischer Risikofaktoren für Rückenschmerzen.

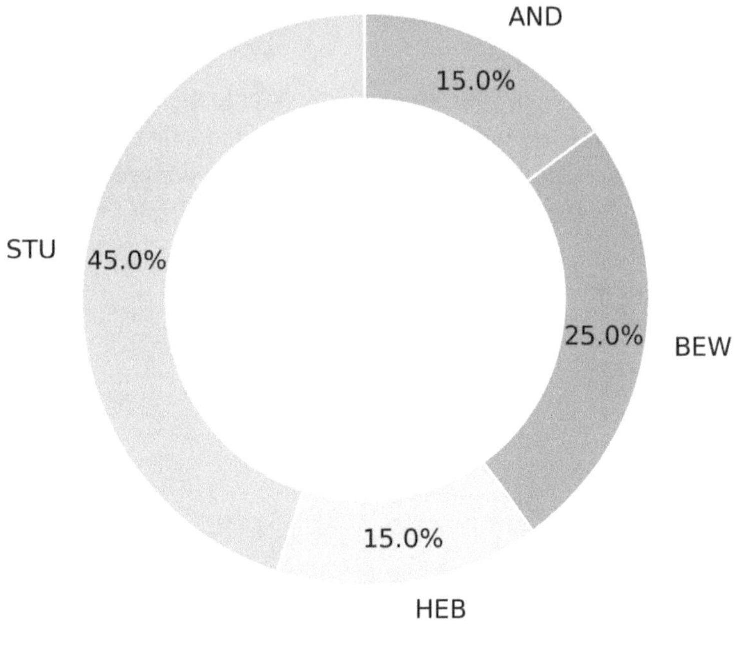

AND: Andere Faktoren

BEW: Körperliche Aktivität

HEB: Hebetechnik

STU: Stuhl-/Schreibtischeinrichtung

Die Grafik zeigt, dass die Stuhl-/Schreibtischeinrichtung der wichtigste Faktor für Rückenschmerzen ist und unterstreicht die Bedeutung einer korrekten Arbeitsplatzergonomie. Während körperliche Aktivität und Hebetechnik eine Rolle spielen, kann die Behandlung des Hauptproblems der Arbeitsplatzeinrichtung das Risiko von Rückenschmerzen erheblich reduzieren. Die Priorisierung von Stuhleinstellungen, Schreibtischhöhe und Bildschirmposition kann zu erheblichen Verbesserungen der allgemeinen Rückengesundheit führen.

Bewegungsabläufe im Alltag

Alltägliche Bewegungsabläufe bergen, durch die meist unbewusste Ausführung, Optimierungspotenzial hinsichtlich Verletzungsprävention und Effizienzsteigerung. [s38] Die korrekte Ausrichtung des Körpers, im Speziellen die korrekten Gelenkwinkel, beeinflusst die Qualität der Bewegungsausführung maßgeblich und beugt Schmerzen sowie Bewegungseinschränkungen vor. [s38] Werden beispielsweise beim Heben eines schweren Gegenstandes die Knie nicht gebeugt und der Rücken gerade gehalten, resultiert dies in einer starken Belastung der lendenwirbelsaeule. Beugen Sie stattdessen die Knie, halten Sie den Rücken gerade und spannen Sie die Bauchmuskulatur an, um die Last gleichmäßig zu verteilen und den Rücken zu schützen. Die Integration der Kernmuskulatur spielt eine entscheidende Rolle bei der Kraftübertragung zwischen Ober- und Unterkörper. [s39] Eine starke Rumpfmuskulatur stabilisiert die Wirbelsäule während alltäglicher Bewegungen wie Gehen, Bücken oder Heben. [s39] Gezielte Übungen, die sowohl die lokale Stabilisierung, als auch die globale Mobilisierung der Muskulatur fördern, verbessern die Kernstabilität. [s39] Ein progressives Training, beginnend mit einfachen Übungen zur Ansteuerung der lokalen Muskeln, führt schließlich zu dynamischen, alltagsrelevanten Bewegungsabläufen. [s39] Durch das Verstehen und die Umsetzung dieser Prinzipien können alltägliche Bewegungen effizienter und schonender gestaltet werden. Spezialisten bieten gezielte Übungen zur Verbesserung von Flexibilität und Bewegungsumfang an, was Schmerzen und muskuloskelettalen Problemen vorbeugen kann. [s38] Ein größerer Bewegungsumfang in Gelenken wie Hüfte und Schultern erleichtert alltägliche Bewegungen wie das Anziehen von Schuhen oder das Greifen nach Gegenständen in höheren Regalen.

Gut zu wissen

Globale Mobilisierung

Die globale Mobilisierung bezieht sich auf die Fähigkeit, größere Bewegungen des Körpers auszuführen, die mehrere Gelenke und Muskelgruppen einbeziehen. Eine gute globale Mobilisierung ist wichtig für die allgemeine Beweglichkeit und Funktionsfähigkeit.

Lokale Stabilisierung

Die lokale Stabilisierung bezieht sich auf die Fähigkeit der Muskeln, die Wirbelsäule in ihrer unmittelbaren Umgebung zu stabilisieren. Dies ist wichtig, um die Wirbelkörper vor übermäßiger Bewegung und Belastung zu schützen.

Muskuloskelettal

Bezieht sich auf Muskeln und Knochen bzw. das Skelettsystem und deren Zusammenspiel. Muskuloskelettale Probleme können Schmerzen und Bewegungseinschränkungen verursachen.

Progressives Training

Progressives Training bedeutet, die Intensität und den Schwierigkeitsgrad des Trainings schrittweise zu steigern, um die Muskeln und das Nervensystem kontinuierlich zu fordern und Fortschritte zu erzielen. Dies ist wichtig, um Überlastung und Verletzungen zu vermeiden.

Wirbelsäulenbelastung bei täglichen Aktivitäten

Vergleich der Wirbelsäulenbelastung bei verschiedenen alltäglichen Aktivitäten.

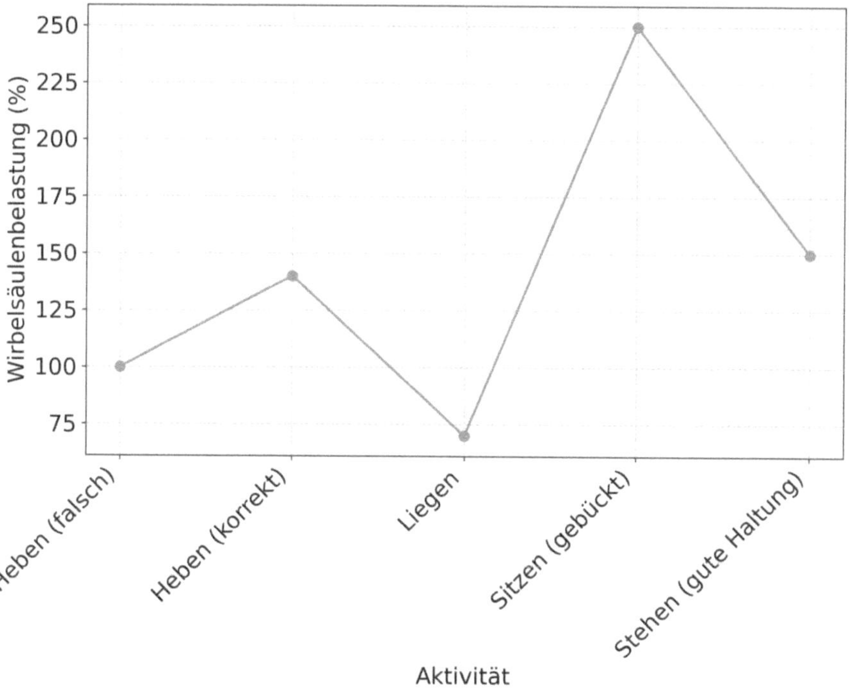

Diese Grafik zeigt die deutliche Variation der Wirbelsäulenbelastung bei verschiedenen täglichen Aktivitäten. Sitzen in einer gebückten Haltung belastet die Wirbelsäule erheblich mehr als Stehen mit guter Haltung. Während das falsche Heben eines schweren Gegenstands die Wirbelsäulenbelastung drastisch erhöht, reduziert die Anwendung richtiger Hebetechniken die Belastung deutlich. Dies unterstreicht die Bedeutung einer guten Körperhaltung und der richtigen Körpermechanik bei täglichen Aktivitäten, um das Risiko von Rückenschmerzen zu minimieren.

Konkrete Ratschläge

- Verbinden Sie alltägliche Wege mit kurzen Bewegungssequenzen, wie zum Beispiel Treppensteigen statt Aufzug fahren.
- Nutzen Sie Wartezeiten, um Ihre Körperwahrnehmung zu schulen, indem Sie bewusst Ihre Fußstellung verändern und die Gewichtsverlagerung spüren.
- Integrieren Sie "Mikro-Bewegungen" in Ihren Alltag, wie zum Beispiel beim Telefonieren im Stehen das Gewicht von einem Bein aufs andere verlagern.
- Experimentieren Sie mit unterschiedlichen Bodenbeschaffenheiten beim Barfußlaufen, um Ihre Fußmuskulatur und somit Ihre Körperhaltung zu stärken.
- Balancieren Sie beim Gehen auf unebenen Untergründen, wie beispielsweise im Wald oder Park, um Ihre Tiefenmuskulatur zu trainieren.
- Tragen Sie beim Einkaufen Ihren Einkaufskorb abwechselnd in der rechten und linken Hand, um eine gleichmäßige Belastung zu gewährleisten.
- Setzen Sie sich beim Fernsehen oder Lesen auf den Boden und variieren Sie Ihre Sitzposition, um Ihre Beweglichkeit zu fördern.
- Nutzen Sie die Rückenlehne Ihres Stuhls nur zur kurzzeitigen Entlastung und achten Sie ansonsten auf eine aktive, aufrechte Sitzhaltung.
- Stellen Sie sich beim Kochen oder Bügeln auf eine kleine Erhöhung, um die Belastung Ihrer Beinmuskulatur zu variieren.
- Atmen Sie beim Heben schwerer Gegenstände bewusst aus, um Ihre Rumpfmuskulatur zu aktivieren und Ihren Rücken zu schützen.
- Erkunden Sie Ihre Umgebung durch bewusstes Gehen mit unterschiedlichen Schrittlängen und Geschwindigkeiten.

2. 2 Körperliche Stärkung

Rückenschmerzen beeinträchtigen die Lebensqualität und schränken die Bewegungsfreiheit ein. Körperliche Stärkung ist ein zentraler Bestandteil der Prävention und Behandlung von lumbalen Rückenbeschwerden und Kreuzschmerzen. Sie beeinflusst Muskelkraft, Beweglichkeit und Körperhaltung – entscheidende Faktoren für einen gesunden Rücken. Verschiedene Trainingsansätze und die richtige Ausführung der Übungen spielen dabei eine wichtige Rolle. Neben der Wahl der Methode ist die langfristige Integration in den Alltag entscheidend für den Erfolg. Motivation, realistische Zielsetzung und individuelle Anpassung des Trainingsplans sind daher ebenso wichtig wie die Übungen selbst. Lesen Sie weiter und entdecken Sie, wie Sie durch gezielte körperliche Stärkung Ihre Rückengesundheit verbessern und Schmerzen vorbeugen können.

Der Schlüssel zu einem erfolgreichen Training gegen Rückenschmerzen liegt in der individuellen Anpassung und der langfristigen Motivation durch realistische Ziele und kontinuierliche Durchführung.

Rückengerechte Workouts

Rückengerechte Workouts zielen darauf ab, die Rückenmuskulatur zu kräftigen, die Beweglichkeit zu verbessern und Schmerzen zu reduzieren. Verschiedene Ansätze wie motorische Kontrollübungen, Pilates, Widerstandstraining, traditionelle chinesische Übungen und Yoga zeigen positive Effekte auf Schmerzen und Funktionseinschränkungen, wobei die Evidenzlage von niedrig bis moderat reicht [s40]. Auch Methoden wie die McKenzie-Methode oder die Globale Posturale Rehabilitation (GPR) können, Studien zufolge, Schmerzen lindern und die Lebensqualität verbessern [s41]. Dabei gibt es keine eindeutig überlegene Methode. Vielmehr kommt es auf die individuelle Situation und die persönlichen Vorlieben an. Wer beispielsweise unter chronischen Rückenschmerzen leidet und seine Körperhaltung verbessern möchte, könnte von Pilates profitieren, da diese Methode die Stärkung der Rumpfmuskulatur und die Kontrolle der Körperhaltung betont [s41]. Ein entscheidender Faktor für den Erfolg ist die Adhärenz, also die regelmäßige Durchführung der Übungen. Überwachtes Training, sei es in einer Gruppe oder mit einem Therapeuten, ist dabei effektiver als unbeaufsichtigtes Training, um die Trainingshäufigkeit zu steigern [s42]. Die Kombination aus betreuten Einheiten und einem Heimtrainingsprogramm kann die Gesamtaktivität zusätzlich erhöhen [s42]. Um die Motivation zu erhalten und die Übungen korrekt auszuführen, können unterstützende Materialien wie Videos hilfreich sein [s42]. Wichtig ist auch die Individualisierung des Trainingsplans. Ein zu langes oder ungeeignetes Programm kann die Motivation mindern. Die Dauer und die Art der Übungen sollten an die individuellen Bedürfnisse und Möglichkeiten angepasst werden [s43]. Ein multidisziplinäres Team, bestehend aus Ärzten, Physiotherapeuten und ggf. Psychologen, kann bei der Erstellung eines individuellen Trainingsplans unterstützen und die Adhärenz erhöhen [s43]. Die aktive Beteiligung

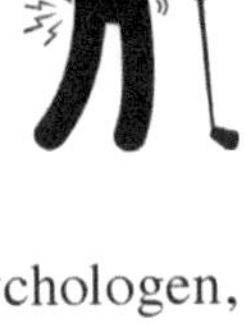

des Patienten an der Planung und die realistische Zielsetzung tragen ebenfalls zur langfristigen Motivation bei [s43].

Gut zu wissen

Adhärenz

Adhärenz beschreibt, wie konsequent ein Trainingsprogramm durchgeführt wird. Eine hohe Adhärenz ist wichtig für den Erfolg der Therapie.

Globale Posturale Rehabilitation (GPR)

Die Globale Posturale Rehabilitation (GPR) konzentriert sich auf die Korrektur von Fehlhaltungen und muskulären Dysbalancen, um Rückenschmerzen zu behandeln und die Körperhaltung zu verbessern.

Motorische Kontrollübungen

Motorische Kontrollübungen verbessern die Koordination und das Zusammenspiel der Muskeln, was die Stabilität der Wirbelsäule fördert und Rückenschmerzen vorbeugen kann.

Traditionelle chinesische Übungen

Traditionelle chinesische Übungen wie Tai Chi oder Qigong fördern die Beweglichkeit, stärken die Muskulatur und können durch die Verbesserung der Körperwahrnehmung Rückenschmerzen entgegenwirken.

Effektivität von Rückenübungen

Wirksamkeit von Übungen bei Rückenschmerzen

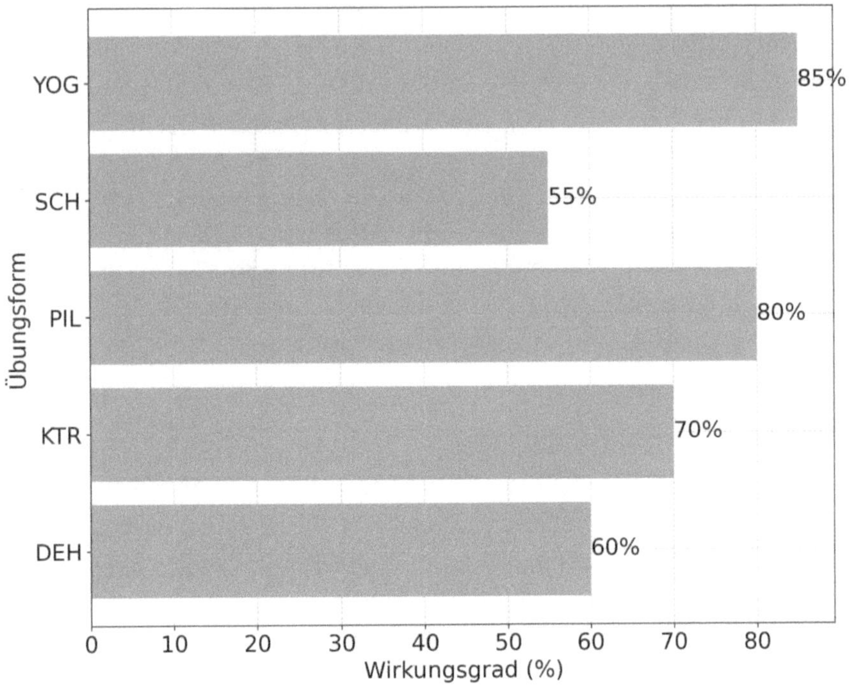

DEH: Dehnen

KTR: Krafttraining

PIL: Pilates

SCH: Schwimmen

YOG: Yoga

Yoga und Pilates zeigen die höchste Wirksamkeit bei der Linderung von Rückenschmerzen, gefolgt von Krafttraining. Dehnen und Schwimmen sind ebenfalls hilfreich, jedoch weniger effektiv im Vergleich zu den Top 3. Die Daten legen nahe, dass gezielte Übungen wie Yoga und Pilates besonders vorteilhaft für die Rückengesundheit sind.

Muskelaufbau gezielt

Gezielter Muskelaufbau für den Rücken erfordert mehr als nur allgemeine Kräftigung. Es geht um die selektive Stärkung bestimmter Muskelgruppen, die für die Stabilität und Funktion der Wirbelsäule entscheidend sind. Dies verbessert nicht nur die Kraft, sondern auch die Körperhaltung und reduziert das Risiko von Rückenschmerzen. Ein Trainingsplan sollte daher sowohl die oberflächliche Rückenmuskulatur, die für Bewegung zuständig ist, als auch die tiefliegende Muskulatur, die die Wirbelsäule stabilisiert, berücksichtigen. Letztere spielt eine besonders wichtige Rolle bei der Kontrolle von Bewegungen und der Vermeidung von Fehlbelastungen. Yoga kann hier, durch die Förderung von Muskelstärke und Flexibilität, einen wertvollen Beitrag leisten [s44]. Die Übungen sprechen gezielt verschiedene Muskelgruppen an und verbessern gleichzeitig die Beweglichkeit der Gelenke, was die Gesundheit der Wirbelsäule positiv beeinflusst [s44]. Um langfristig von den positiven Effekten des Muskelaufbaus zu profitieren, ist die kontinuierliche Durchführung der Übungen unerlässlich. Selbstmanagementprogramme, die auf kognitiven und verhaltensbezogenen Prinzipien basieren, können die Regelmäßigkeit des Trainings fördern [s45]. Ein strukturierter Plan mit klar definierten Zielen und realistischen Erwartungen erhöht die Motivation und erleichtert die Integration des Trainings in den Alltag. Zu vergleichen mit einem individuell angepassten Ernährungsplan, der langfristige Essgewohnheiten verändert, führt ein persönlicher Trainingsplan zu dauerhaften Verhaltensänderungen in Bezug auf körperliche Aktivität. Einfache Bildungs- und Verhaltensstrategien, wie das Führen eines Trainingstagebuchs oder die Suche nach Trainingspartnern, können die Umsetzung des Trainingsplans zusätzlich unterstützen [s45].

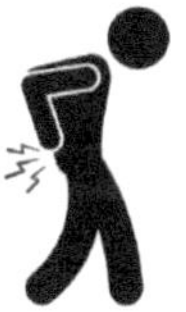

Gut zu wissen

Oberflächliche Rückenmuskulatur

Die oberflächliche Rückenmuskulatur ist für Bewegungen des Rückens zuständig. Kräftigung dieser Muskulatur kann die Bewegungskontrolle verbessern und Rückenschmerzen vorbeugen.

Selbstmanagementprogramme

Selbstmanagementprogramme, die auf kognitiven und verhaltensbezogenen Prinzipien basieren, können Menschen helfen, ihre Trainingsziele zu erreichen und Rückenschmerzen zu bewältigen, indem sie die Selbstwirksamkeit und die Motivation steigern.

Tiefliegende Muskulatur

Die tiefliegende Rückenmuskulatur stabilisiert die Wirbelsäule. Gezieltes Training dieser Muskeln verbessert die Stabilität und schützt vor Verletzungen.

Yoga

Yogaübungen können die Rückenmuskulatur stärken und die Flexibilität verbessern, was zu einer besseren Haltung und Schmerzlinderung beitragen kann.

Muskelaufbau bei Rückenschmerzen

Trainingsintensität und -dauer vs. Wirksamkeit bei der Reduzierung von Rückenschmerzen.

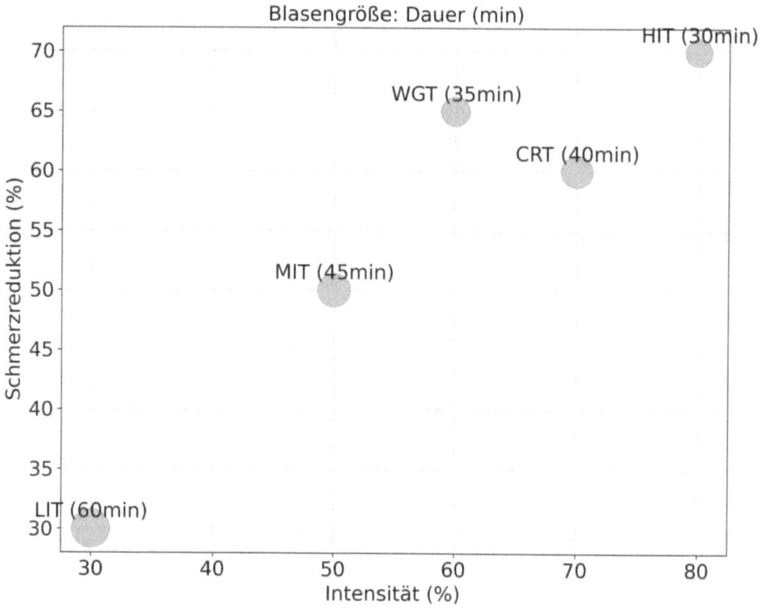

Blasengröße: Dauer (min)

CRT: Zirkeltraining

HIT: Hochintensives Training

LIT: Niederintensives Training

MIT: Moderates Training

WGT: Krafttraining

Hochintensives Training scheint auch bei kürzerer Dauer wirksamer bei der Reduzierung von Rückenschmerzen zu sein als längere, niederintensive Einheiten. Moderates Training zeigt eine Balance zwischen Zeitaufwand und Wirksamkeit. Die Konzentration auf korrekte Ausführung und progressive Belastungssteigerung ist unabhängig von der Intensität entscheidend.

Dehnungsübungen

Dehnungsübungen dienen nicht nur der Steigerung der Flexibilität, sondern auch der Schmerzlinderung im Rücken, insbesondere in Schultern, mittlerem und unterem Rücken [s46]. Sie fördern die Beweglichkeit und stärken die Muskulatur, was Haltungsungleichgewichten entgegenwirkt [s46]. Im Rahmen eines umfassenden Übungsprogramms können Dehnübungen bereits in der ersten Woche integriert werden, bevor in den darauffolgenden Wochen auf die Korrektur von Fehlhaltungen fokussiert wird [s46]. Neben den physischen Vorteilen spielen Dehnübungen auch eine wichtige Rolle in der kognitiven Verhaltenstherapie bei Rückenschmerzen. Sie vermitteln Patienten die Sicherheit von Bewegung und fördern die Akzeptanz des Rückens als belastbar [s47]. Ein unterstützendes Umfeld bei der Durchführung der Übungen unterstreicht diese Botschaft zusätzlich und ermutigt zu normalen Aktivitäten [s47]. Die Übungen selbst werden individuell angepasst, um die Beweglichkeit und den Gebrauch des Rückens bestmöglich zu unterstützen [s47]. Obwohl die spezifische Art der Dehnübungen keinen maßgeblichen Einfluss auf die Befolgung des gesamten Trainingsprogramms hat [s48], ist ihre Integration in ein umfassendes Programm zur Förderung von körperlicher Aktivität und Schmerzlinderung sinnvoll [s48]. Ähnlich wie bei der "Graded Activity", einer Verhaltensstrategie zur schrittweisen Steigerung der Belastung und Überwindung von Bewegungseinschränkungen [s49], werden auch die Dehnübungen an die individuellen Bedürfnisse und das jeweilige Schmerzempfinden angepasst. Ein Patient mit Schmerzen im unteren Rückenbereich könnte mit sanften Dehnübungen der Beinrückseite beginnen und schrittweise die Intensität und den Bewegungsumfang steigern, um die Beweglichkeit im unteren Rücken zu verbessern. Dieser Ansatz fördert die Zuversicht des Patienten in die eigene Belastbarkeit und reduziert Ängste vor Bewegung [s49].

Gut zu wissen

Flexibilität

Flexibilität spielt eine entscheidende Rolle bei der Vorbeugung von Rückenschmerzen, da sie die Gelenke und Muskeln geschmeidig hält und so das Verletzungsrisiko minimiert.

Graded Activity

Graded Activity ist eine Methode, bei der die körperliche Aktivität schrittweise gesteigert wird, um die Belastbarkeit zu verbessern und Schmerzen zu reduzieren. Sie hilft, die Angst vor Bewegung zu überwinden und das Selbstvertrauen in den eigenen Körper zu stärken.

Haltungsungleichgewichte

Haltungsungleichgewichte können zu einer ungleichmäßigen Belastung der Wirbelsäule und der umgebenden Muskulatur führen, was Rückenschmerzen verursachen kann. Gezieltes Training hilft, diese Ungleichgewichte auszugleichen.

Kognitive Verhaltenstherapie

Die kognitive Verhaltenstherapie kann bei Rückenschmerzen helfen, indem sie negative Gedankenmuster und Verhaltensweisen, die den Schmerz verstärken, identifiziert und verändert. Sie fördert die Selbstwirksamkeit und die aktive Schmerzbewältigung.

Schwerpunktbereiche für Dehnübungen zur Rückenschmerzlinderung

Verteilung der empfohlenen Dehnungsarten zur Rückenschmerzlinderung.

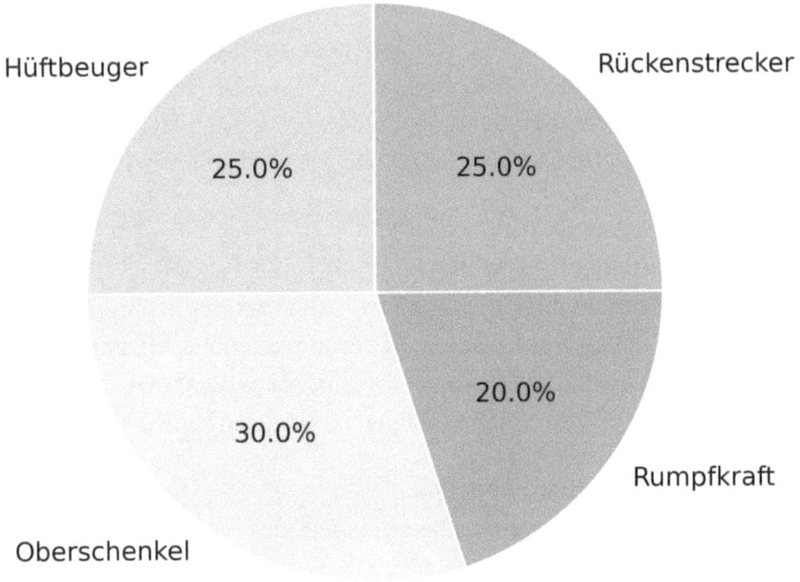

BCK: Rückenstrecker

COR: Rumpfkraft

HAM: Oberschenkel

HIP: Hüftbeuger

Die Grafik unterstreicht die Bedeutung eines ausgewogenen Ansatzes beim Dehnen gegen Rückenschmerzen. Während die Beweglichkeit der Oberschenkel entscheidend ist, ist die Behandlung von Hüftbeugern, Rückenstreckern und Rumpfkraft gleichermaßen wichtig für die allgemeine Rückengesundheit und Schmerzreduktion. Diese Verteilung betont einen ganzheitlichen Ansatz anstelle einer ausschließlichen Konzentration auf einen Bereich.

Konkrete Ratschläge

- Verknüpfen Sie Ihre Lieblingsmusik mit einem kurzen, dynamischen Übungsprogramm und trainieren Sie so spielerisch Ihre Muskeln.
- Nutzen Sie die Kraft der Natur: Führen Sie Ihre Übungen im Freien durch, um gleichzeitig Ihre Sinne zu beleben und frische Energie zu tanken.
- Steigern Sie Ihre Motivation durch kleine Belohnungen für regelmäßig absolvierte Trainingseinheiten. Gönnen Sie sich beispielsweise ein entspannendes Bad oder ein gutes Buch.
- Integrieren Sie kurze, intensive Übungseinheiten in Ihre Fernsehpausen, um Ihre Muskulatur zu aktivieren, ohne extra Zeit zu investieren.
- Entdecken Sie die Vielfalt der Bewegung: Erlernen Sie eine neue Sportart, wie zum Beispiel Tanzen oder Schwimmen, um Ihren Körper ganzheitlich zu stärken.
- Trainieren Sie Ihre Körperwahrnehmung: Schließen Sie die Augen und konzentrieren Sie sich auf die Anspannung und Entspannung Ihrer Muskeln während der Übungen.
- Verwandeln Sie Alltagsgegenstände in Trainingsgeräte: Nutzen Sie beispielsweise gefüllte Wasserflaschen als Gewichte oder ein Handtuch für Dehnübungen.
- Erstellen Sie eine persönliche Übungsroutine mit Ihren Lieblingsübungen und passen Sie diese regelmäßig an Ihre Bedürfnisse an.
- Motivieren Sie sich gegenseitig: Trainieren Sie gemeinsam mit Freunden oder Familienmitgliedern, um den Spaßfaktor zu erhöhen und sich gegenseitig zu unterstützen.

2. 3 Gesunder Lebensstil

Rückenschmerzen beeinträchtigen die Lebensqualität erheblich. Ein gesunder Lebensstil spielt eine entscheidende Rolle bei der Prävention und Linderung. Übergewicht, unausgewogene Ernährung und Bewegungsmangel belasten die Wirbelsäule und fördern Entzündungen. Gleichzeitig beeinflusst unser Schlaf die Regeneration und damit die Fähigkeit des Körpers, mit Schmerzen umzugehen. Dieser Abschnitt beleuchtet den Zusammenhang zwischen Lebensstilfaktoren wie Ernährung, Bewegung und Schlaf und dem Auftreten von Rückenschmerzen. Erfahren Sie, wie Sie durch gezielte Anpassungen Ihre Rückengesundheit aktiv fördern und Schmerzen vorbeugen können.

Ein gesunder Lebensstil mit ausgewogener Ernährung, regelmäßiger Bewegung und ausreichend Schlaf ist essenziell für die Rückengesundheit und kann Rückenschmerzen vorbeugen.

Ernährungsaspekte

Ernährung beeinflusst unsere Gesundheit und unser Wohlbefinden, auch im Kontext von Rückenschmerzen. Eine unausgewogene Ernährung, wie sie in städtischen Gebieten mit dem häufigen Konsum von Fast Food und verarbeiteten Lebensmitteln vorkommt, kann zu Übergewicht und Herz-Kreislauf-Problemen führen [s50]. Übergewicht wiederum belastet die Wirbelsäule zusätzlich und kann Rückenschmerzen verstärken. Ein hoher Body-Mass-Index (BMI) kann ein Indikator für einen ungesunden Lebensstil sein [s50]. Um dem entgegenzuwirken, sollte auf eine nährstoffreiche, fettarme Kost geachtet werden, die reich an Vitaminen und Ballaststoffen ist [s51]. Frisches Obst und Gemüse, Vollkornprodukte, mageres Fleisch, Fisch, Geflügel und fettarme Milchprodukte sollten die Basis der Ernährung bilden [s51] [s52]. Wie eine aktuelle Studie zeigt, können bereits kleine Umstellungen, wie der verstärkte Verzehr von Fisch oder Blattgemüse, positive Effekte auf die Gesundheit haben [s52]. Entzündungen im Körper können ebenfalls Rückenschmerzen begünstigen [s53]. Eine gesunde Ernährung kann dazu beitragen, diese Entzündungen zu reduzieren [s53]. Die mediterrane Ernährungsweise mit viel frischem Obst, Gemüse, Vollkornprodukten und gesunden Fetten wirkt sich positiv auf die Gesundheit aus und kann sogar das Risiko für einen plötzlichen Herztod senken [s52]. Ähnlich wirkt die DASH-Diät, die auf eine salzarme Ernährung setzt und den Blutdruck senkt, wodurch das Risiko für Typ-2-Diabetes und Herzkrankheiten reduziert wird [s52]. Eine Kombination aus beiden, die MIND-Diät, konzentriert sich speziell auf die kognitive Gesundheit [s52]. Neben der Ernährung ist regelmäßige Bewegung wichtig. Schon 150 Minuten pro Woche fördern die allgemeine Gesundheit und wirken sich positiv auf die Gehirnfunktion aus [s51]. Bewegung verbessert außerdem die Flexibilität, Muskelkraft und Ausdauer, was ebenfalls zur Schmerzlinderung beitragen kann [s53]. Auch wenn die Studienlage zur Ernährung und chronischen Schmerzen noch weiterer Forschung bedarf, deuten erste Ergebnisse darauf hin, dass eine Ernährungsumstellung – sei es eine veränderte Gesamternährung oder die gezielte Aufnahme bestimmter Nährstoffe – die Schmerzintensität reduzieren kann [s54]. So zeigten beispielsweise bestimmte Fettsäuren in präklinischen Studien eine Verbesserung bei entzündlichen Schmerzen [s54].

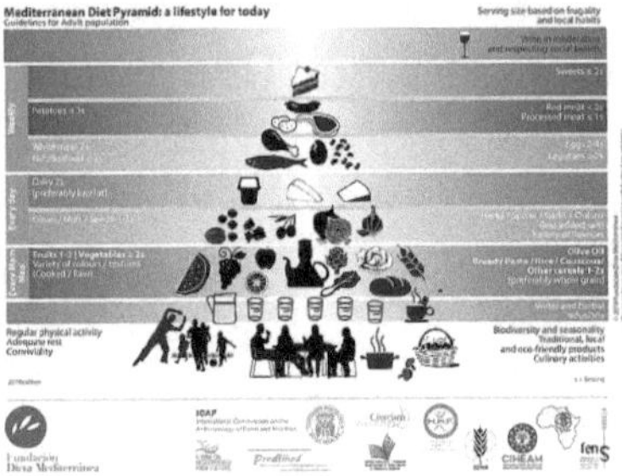

Mediterrane Ernährung [i7]

Gut zu wissen

DASH-Diät

Die DASH-Diät (Dietary Approaches to Stop Hypertension) wurde entwickelt, um Bluthochdruck zu senken. Sie ist reich an Obst, Gemüse, Vollkornprodukten und fettarmen Milchprodukten und arm an Natrium, gesättigten Fettsäuren und Zucker. Ein gesunder Blutdruck kann indirekt dazu beitragen, Rückenschmerzen zu reduzieren, indem die Belastung des Herz-Kreislauf-Systems verringert wird.

Mediterrane Ernährungsweise

Diese Ernährungsform zeichnet sich durch einen hohen Anteil an Obst, Gemüse, Hülsenfrüchten, Vollkornprodukten, Nüssen, Olivenöl und Fisch aus. Sie ist reich an Antioxidantien und entzündungshemmenden Nährstoffen, die dazu beitragen können, Rückenschmerzen zu lindern und die allgemeine Gesundheit zu fördern.

MIND-Diät

Die MIND-Diät (Mediterranean-DASH Intervention for Neurodegenerative Delay) kombiniert Elemente der mediterranen und der DASH-Diät. Sie konzentriert sich auf Lebensmittel, die die kognitive Gesundheit fördern. Indirekt kann eine verbesserte kognitive Funktion dazu beitragen, besser mit chronischen Schmerzen wie Rückenschmerzen umzugehen.

Wichtige Nährstoffe für die Rückengesundheit

Nährstoffverteilung für die Rückengesundheit.

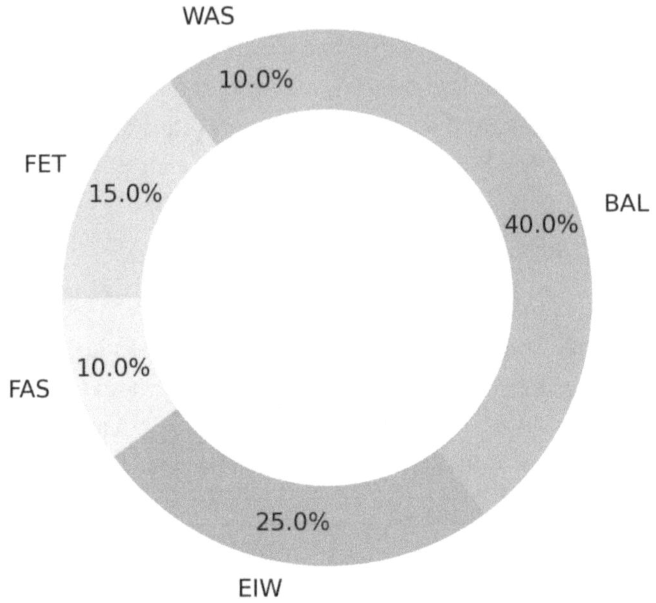

BAL: Komplexe Kohlenhydrate (40%)
EIW: Eiweiß (25%)
FAS: Ballaststoffe (10%)
FET: Gesunde Fette (15%)
WAS: Hydratation (10%)

Diese Grafik verdeutlicht die Bedeutung einer ausgewogenen Nährstoffaufnahme für die Unterstützung der Rückengesundheit. Während Eiweiß für die Muskelreparatur und das Wachstum wichtig ist, liefern komplexe Kohlenhydrate nachhaltige Energie, und gesunde Fette tragen zur Zellfunktion bei und reduzieren Entzündungen. Eine ausreichende Ballaststoffaufnahme unterstützt die Verdauungsgesundheit und beeinflusst indirekt die Rückengesundheit, indem sie Belastungen durch Verstopfung verhindert. Eine ausreichende Hydratation wird durch ihren bedeutenden Anteil dargestellt, der ihre wichtige Rolle beim Nährstofftransport, der Bandscheibenhydratation und der allgemeinen Körperfunktion unterstreicht - alles entscheidend für einen gesunden Rücken.

Entspannungstechniken

Entspannungstechniken bieten vielfältige Möglichkeiten, die bei Rückenschmerzen relevanten Muskeln zu lockern und Stress abzubauen, der Schmerzen verstärken kann. Regelmäßiges Training der Rückenmuskulatur verbessert die Stützfunktion und beugt so Schmerzen vor [s55]. Ergänzend dazu können gezielte Entspannungsmethoden die Muskulatur zusätzlich lockern und das allgemeine Wohlbefinden steigern. Bewährte Verfahren sind beispielsweise progressive Muskelentspannung, autogenes Training und Yoga. Bei der progressiven Muskelentspannung werden einzelne Muskelgruppen nacheinander angespannt und wieder gelöst, wodurch ein Zustand tiefer Entspannung erreicht wird. Autogenes Training arbeitet mit formelhaften Sätzen, die der Patient sich selbst vorsagt, um so Körperfunktionen wie Atmung, Herzschlag und Muskelspannung positiv zu beeinflussen. Yoga wiederum kombiniert körperliche Übungen mit Atemtechniken und Meditation. Durch regelmäßiges Üben dieser Techniken – etwa 15 Minuten täglich – kann man Verspannungen lösen, Stress reduzieren und so Rückenschmerzen lindern. So kann man etwa die progressive Muskelentspannung in den Alltag integrieren, indem man im Sitzen oder Liegen – beispielsweise abends vor dem Schlafengehen – bewusst einzelne Muskelpartien, wie etwa die Schultern oder den Nacken, für einige Sekunden anspannt und anschließend wieder entspannt.

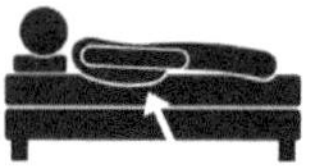

Gut zu wissen

Autogenes Training

Autogenes Training ist eine Methode der Selbstbeeinflussung, bei der durch formelhafte Sätze Ruhe und Entspannung im Körper erzeugt werden. Es beeinflusst das vegetative Nervensystem und kann so helfen, muskuläre Verspannungen im Rücken zu lösen und Schmerzen zu reduzieren.

Entspannungstechniken

Entspannungstechniken wie Meditation, Atemübungen oder autogenes Training können helfen, Stress abzubauen und die Muskulatur zu entspannen, was wiederum Rückenschmerzen lindern kann. Sie fördern die Durchblutung und reduzieren die Ausschüttung von Stresshormonen, die Schmerzen verstärken können.

Progressive Muskelentspannung

Bei der progressiven Muskelentspannung werden nacheinander verschiedene Muskelgruppen angespannt und wieder entspannt. Diese Technik hilft, den Körper bewusster wahrzunehmen und Verspannungen zu lösen, die zu Rückenschmerzen beitragen können. Durch das Anspannen und Entspannen werden die Muskeln besser durchblutet und die Beweglichkeit kann verbessert werden.

Wirksamkeit von Entspannungstechniken bei Rückenschmerzen

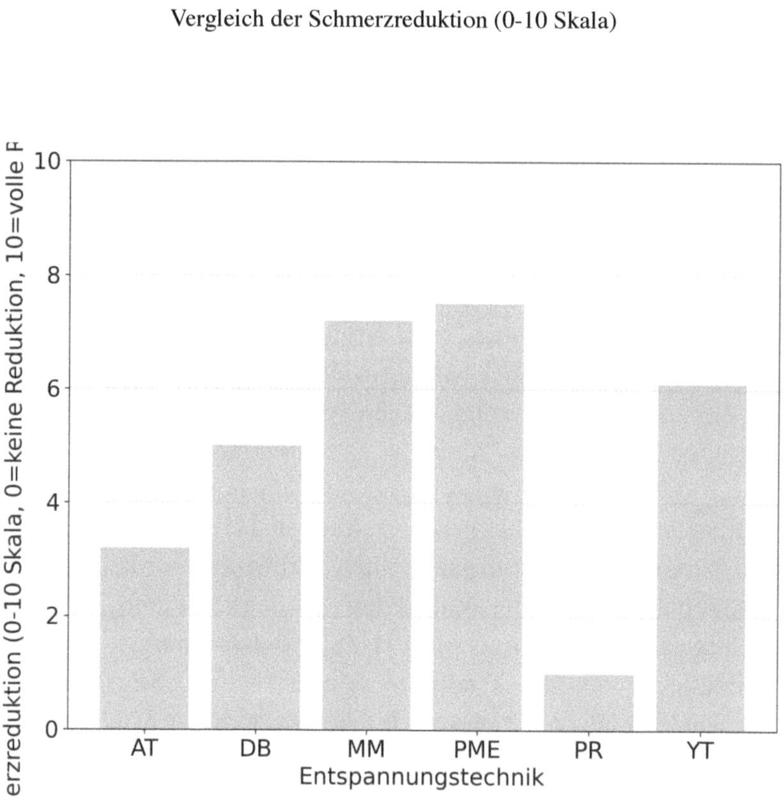

AT: Einfaches Dehnen

DB: Tiefenatemübungen

MM: Achtsamkeitsmeditation

PME: Progressive Muskelentspannung

PR: Passive Ruhe

YT: Yoga und Tai Chi

Progressive Muskelentspannung und Achtsamkeitsmeditation zeigen die deutlichste Schmerzreduktion und deuten darauf hin, dass sie besonders effektiv bei der Behandlung von Rückenschmerzen sein könnten. Tiefenatemübungen bieten ebenfalls moderate Linderung, während einfaches Dehnen eine geringere Wirkung zeigt. Die minimale Veränderung bei passiver Ruhe unterstreicht die Bedeutung aktiver Strategien im Schmerzmanagement.

Schlafoptimierung

Schlaf ist für die Regeneration des Körpers und damit auch für die Rückengesundheit unerlässlich [s56]. Ausreichend Schlaf – sieben bis neun Stunden pro Nacht [s57] – fördert die körperliche Erholung und reduziert Entzündungen, die zu Rückenschmerzen beitragen können [s56]. Neben der Schlafdauer ist die Schlafqualität entscheidend. Ein konstanter Schlafrhythmus, also jeden Abend zur gleichen Zeit ins Bett gehen und morgens aufstehen, auch am Wochenende, fördert erholsamen Schlaf [s58] [s56]. Wer unter Schlafstörungen wie Insomnie oder Schlafapnoe leidet, sollte ärztlichen Rat suchen, da diese die Schlafqualität erheblich mindern können [s56]. Zur Schlafoptimierung tragen verschiedene Maßnahmen bei. Regelmäßige körperliche Aktivität – unter anderem Spaziergänge, Radfahren oder Schwimmen – verbessert den Schlaf, sollte aber nicht unmittelbar vor dem Zubettgehen stattfinden [s58] [s56]. Nikotin und Koffein wirken stimulierend und sollten vermieden werden [s58] [s59]. Auch Alkohol und schwere Mahlzeiten vor dem Schlafengehen können die Schlafqualität beeinträchtigen [s58]. Entspannungstechniken wie meditation oder autogenes_training können helfen, Stress abzubauen und so den Schlaf zu verbessern [s59]. Ein weiterer wichtiger Faktor ist die Schlafumgebung: Ein dunkles, ruhiges und kühles Schlafzimmer trägt zu einem erholsamen Schlaf bei [s59]. Um die nächtliche Ruhe zu gewährleisten, kann man beispielsweise Ohropax verwenden oder verdunkelnde Vorhänge anbringen.

Gut zu wissen

Regeneration

Regeneration im Schlaf ist wichtig für die Reparatur von Gewebeschäden im Rücken und die Wiederherstellung der Funktionsfähigkeit der Muskeln.

Schlafapnoe

Schlafapnoe führt zu Atemaussetzern im Schlaf und dadurch zu Sauerstoffmangel, der die Regenerationsprozesse im Körper und damit auch im Rücken beeinträchtigt.

Schlafrhythmus

Ein konstanter Schlafrhythmus stabilisiert den Hormonhaushalt, der wiederum Einfluss auf Schmerzempfinden und Muskelregeneration hat.

Schlafqualität vs. Rückenschmerzintensität

Korrelation zwischen Schlafqualität und Rückenschmerzintensität.

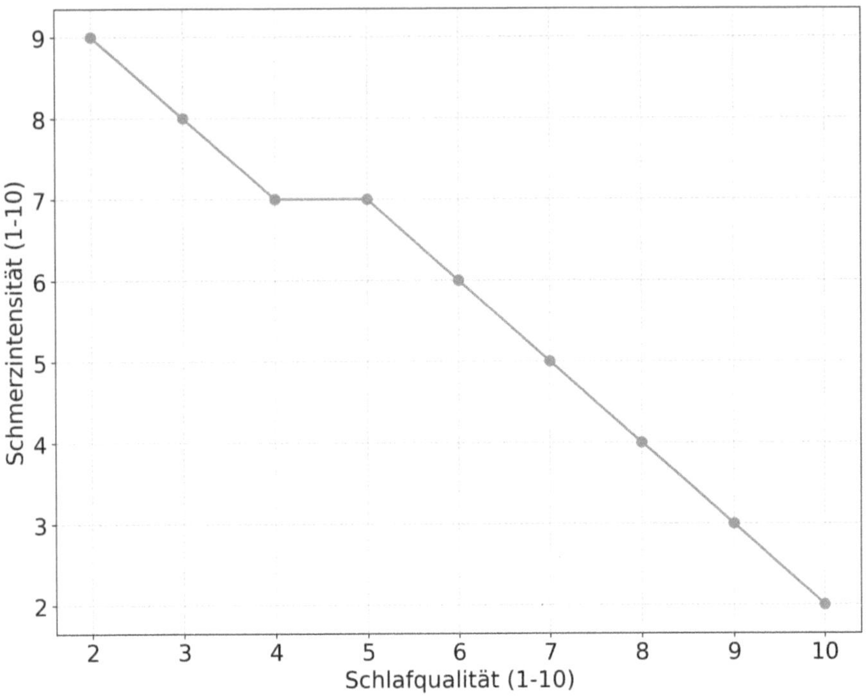

Die Daten deuten auf eine negative Korrelation zwischen Schlafqualität und Rückenschmerzintensität hin. Personen mit höheren Schlafqualitätswerten neigen dazu, weniger intensive Rückenschmerzen zu erleben. Dies unterstreicht die potenzielle Bedeutung der Behandlung von Schlafproblemen im Rückenschmerzmanagement.

Konkrete Ratschläge

- Steigern Sie Ihr Wohlbefinden, indem Sie jeden Tag eine neue Obst- oder Gemüsesorte in Ihre Ernährung integrieren.
- Trinken Sie morgens ein Glas warmes Wasser mit Zitrone, um Ihren Stoffwechsel anzuregen und Ihren Körper zu hydrieren.
- Kauen Sie Ihre Mahlzeiten bewusst und langsam, um die Verdauung zu fördern und ein Sättigungsgefühl schneller zu erreichen.
- Bereiten Sie Ihre Mahlzeiten selbst zu, um die Kontrolle über die Zutaten und die Zubereitung zu behalten.
- Entdecken Sie die Welt der Kräuter und Gewürze und nutzen Sie diese, um Ihre Gerichte geschmackvoll und gesund zu verfeinern.
- Planen Sie Ihre Mahlzeiten im Voraus, um ungesunde Spontankäufe zu vermeiden.
- Richten Sie sich einen Kräutergarten auf dem Balkon oder Fensterbrett ein und verwenden Sie die frischen Kräuter für Ihre Speisen.
- Besuchen Sie einen lokalen Bauernmarkt und lassen Sie sich von den saisonalen Produkten inspirieren.
- Nehmen Sie sich Zeit für Ihre Mahlzeiten und genießen Sie diese in Ruhe, ohne Ablenkungen.
- Tauschen Sie sich mit Freunden und Familie über gesunde Rezepte und Ernährungstipps aus.
- Belohnen Sie sich für Ihre Erfolge bei der Umsetzung eines gesunden Lebensstils, aber nicht mit ungesunden Lebensmitteln.
- Integrieren Sie gesunde Fette, wie Avocado oder Nüsse, in Ihre Ernährung.
- Experimentieren Sie mit verschiedenen Zubereitungsarten, um gesunde Lebensmittel schmackhaft zu gestalten.

Rückblick - 2. Vorbeugende Maßnahmen

Rückenschmerzen effektiv vorzubeugen, erfordert ein ganzheitliches Verständnis der zugrundeliegenden Faktoren und die Bereitschaft, aktiv an Ihrer Rückengesundheit zu arbeiten. Es geht nicht nur darum, einzelne Übungen zu absolvieren, sondern Ihren Lebensstil so anzupassen, dass Ihr Rücken optimal unterstützt und geschützt wird. Beginnen Sie mit einer kritischen Betrachtung Ihrer täglichen Bewegungsabläufe. Achten Sie beim Heben schwerer Gegenstände darauf, in die Knie zu gehen und den Rücken gerade zu halten. Verteilen Sie das Gewicht gleichmäßig und aktivieren Sie Ihre Rumpfmuskulatur, um Ihre Wirbelsäule zu stabilisieren. Integrieren Sie regelmäßige Bewegung in Ihren Alltag, um Ihre Muskulatur zu stärken und Ihre Beweglichkeit zu erhalten. Kurze Spaziergänge, Dehnübungen oder Treppensteigen können bereits einen großen Unterschied machen.

Am Arbeitsplatz spielt die Ergonomie eine entscheidende Rolle. Richten Sie Ihren Arbeitsplatz so ein, dass Sie eine aufrechte Haltung einnehmen können, ohne sich zu verrenken. Achten Sie auf die richtige Höhe von Schreibtisch und Stuhl, positionieren Sie Ihren Bildschirm ergonomisch und nutzen Sie gegebenenfalls Hilfsmittel wie eine ergonomische Tastatur oder Maus. Regelmäßige Bewegungspausen sind ebenfalls wichtig, um Verspannungen vorzubeugen. Stehen Sie alle 30-60 Minuten auf, dehnen Sie sich oder gehen Sie ein paar Schritte. Auch dynamische Sitzgelegenheiten wie ein Gymnastikball können Ihre Rumpfmuskulatur aktivieren und Ihre Haltung verbessern.

Neben Bewegung und Ergonomie spielt auch Ihre Ernährung eine wichtige Rolle für Ihre Rückengesundheit. Eine ausgewogene Ernährung mit viel Obst, Gemüse, Vollkornprodukten und magerem Eiweiß liefert Ihrem Körper die notwendigen Nährstoffe für starke Knochen und Muskeln. Vermeiden Sie stark verarbeitete Lebensmittel, zuckerhaltige Getränke und übermäßigen Alkoholkonsum. Achten Sie auf eine ausreichende Flüssigkeitszufuhr, um Ihre Bandscheiben ausreichend mit Flüssigkeit zu versorgen. Ergänzend können Entspannungstechniken wie progressive Muskelentspannung, autogenes Training oder Meditation Ihnen helfen, Stress abzubauen und muskuläre Verspannungen zu lösen.

Schließlich ist ausreichend und erholsamer Schlaf essentiell für die Regeneration Ihres Körpers. Schaffen Sie sich eine angenehme Schlafumgebung, indem Sie für Dunkelheit, Ruhe und eine angenehme Temperatur sorgen. Vermeiden Sie Koffein und Alkohol vor dem Schlafengehen und etablieren Sie einen regelmäßigen Schlafrhythmus. Die Umsetzung dieser Maßnahmen mag zunächst herausfordernd erscheinen, doch mit Geduld und Konsequenz können Sie Ihre Rückengesundheit nachhaltig verbessern und Rückenschmerzen vorbeugen. Investieren Sie in Ihre Gesundheit – Ihr Rücken wird es Ihnen danken!

3. Akute Behandlungsmethoden

Was tun, wenn der Rücken plötzlich streikt und jede Bewegung zur Qual wird? Die ersten Stunden nach dem Einsetzen akuter Rückenschmerzen sind entscheidend für den weiteren Verlauf der Beschwerden. Moderne Behandlungskonzepte setzen auf eine ausgewogene Kombination aus Bewegung, gezielter Entlastung und therapeutischen Maßnahmen. Die wissenschaftliche Forschung der letzten Jahre hat dabei einige überraschende Erkenntnisse zur Wirksamkeit verschiedener Interventionen hervorgebracht. In diesem Kapitel erfahren Sie, welche Sofortmaßnahmen tatsächlich helfen und wie Sie die akute Phase optimal überstehen.

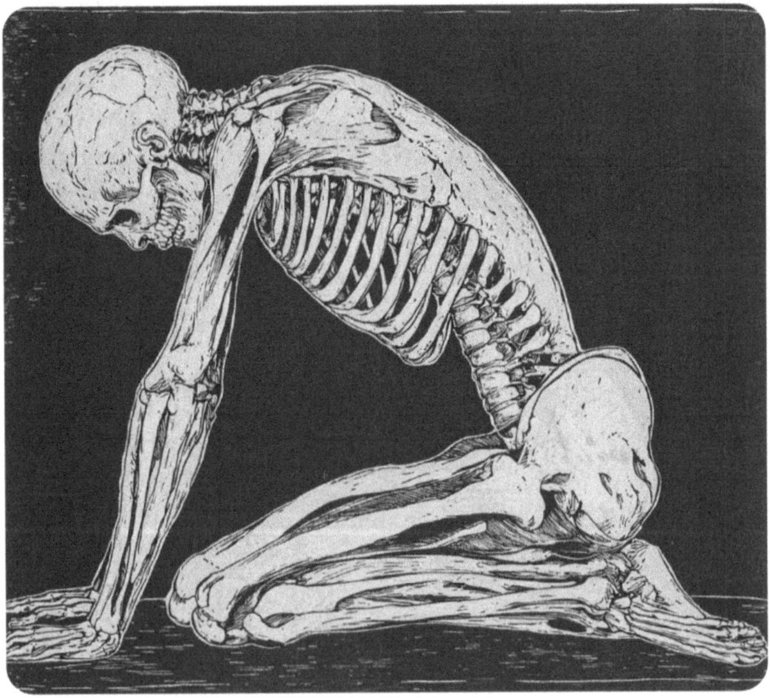

3. 1 Sofortmaßnahmen bei Lumbago

Akute Lumbago, umgangssprachlich Hexenschuss, führt zu plötzlichen, starken Rückenschmerzen, die den Alltag erheblich beeinträchtigen können. Schnelle Hilfe ist entscheidend, um die Schmerzen zu lindern und die Beweglichkeit wiederherzustellen. Dieser Abschnitt beschreibt wirksame Sofortmaßnahmen zur Behandlung von akutem Lumbago. Wärme, Entlastungspositionen und schmerzlindernde Bewegungen spielen eine zentrale Rolle in der Akuttherapie. Die korrekte Anwendung dieser Methoden kann den Heilungsprozess deutlich beschleunigen und den Bedarf an Medikamenten reduzieren. Lesen Sie weiter und erfahren Sie, wie Sie mit einfachen Mitteln Ihre Beschwerden lindern und Ihre Genesung aktiv unterstützen können.

Bei akuten Rückenschmerzen ist die richtige Balance zwischen Schonung, Wärme und Bewegung entscheidend für eine schnelle Linderung.

Wärmebehandlung

Wärme kann bei Lumbago, umgangssprachlich auch Hexenschuss genannt, Linderung verschaffen, indem sie die Durchblutung fördert und verspannte Muskeln lockert. [s60] Die verbesserte Durchblutung im betroffenen Bereich transportiert mehr Sauerstoff und Nährstoffe heran, was den Heilungsprozess unterstützen kann. Gleichzeitig wird die Wärme vom Körper als angenehm empfunden, was die Schmerzwahrnehmung reduzieren kann. [s60] Studien belegen, dass Wärme sowohl die Schmerzintensität als auch die Beschwerdedauer bei Rückenschmerzen verringern kann. [s60] Dadurch kann sich auch der Bedarf an Schmerzmitteln reduzieren, was wiederum das Risiko von Nebenwirkungen minimiert. Wärme lässt sich auf verschiedene Weisen applizieren: Warme Kompressen oder in warmes Wasser getauchte Handtücher, die direkt auf den schmerzenden Bereich gelegt werden, bieten eine lokal begrenzte Wärmetherapie. Eine warme Dusche oder ein warmes Bad hingegen wirken großflächiger und können zusätzlich zur Muskelentspannung beitragen. Die Temperatur sollte angenehm warm sein, aber niemals zu heiß, um Verbrennungen zu vermeiden. Bei akuten Schmerzen, die mit Rötungen, Schwellungen oder Entzündungszeichen einhergehen, sollte Wärme zunächst vermieden und ärztlicher Rat eingeholt werden. In solchen Fällen kann Kälte, zu vergleichen mit der Wirkung von Kühlpacks bei Sportverletzungen, im Akutstadium sinnvoller sein, um die Entzündung zu hemmen. Die Wahl der passenden Temperatur und Anwendungsdauer hängt von den individuellen Beschwerden und der persönlichen Empfindlichkeit ab. Beginnen Sie mit kürzeren Anwendungen und steigern Sie die Dauer langsam, um die optimale Wirkung zu erzielen und gleichzeitig das Risiko von Hautreizungen zu minimieren.

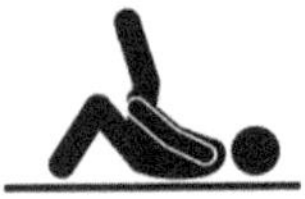

Gut zu wissen

Hexenschuss

Umgangssprachlicher Begriff für Lumbago. Der Name entstand aus dem Volksglauben, dass die Schmerzen durch einen Zauber verursacht wurden.

Lumbago

Plötzlich auftretende, starke Schmerzen im unteren Rückenbereich, die durch eine Blockade der Wirbelgelenke oder eine Reizung der Nerven verursacht werden können. Betroffene erleben oft einen stechenden Schmerz, der sich bis in die Beine ziehen kann und die Beweglichkeit stark einschränkt.

Wärmewirkung bei Kreuzschmerzen

Wirksamkeit von Wärmeanwendungen

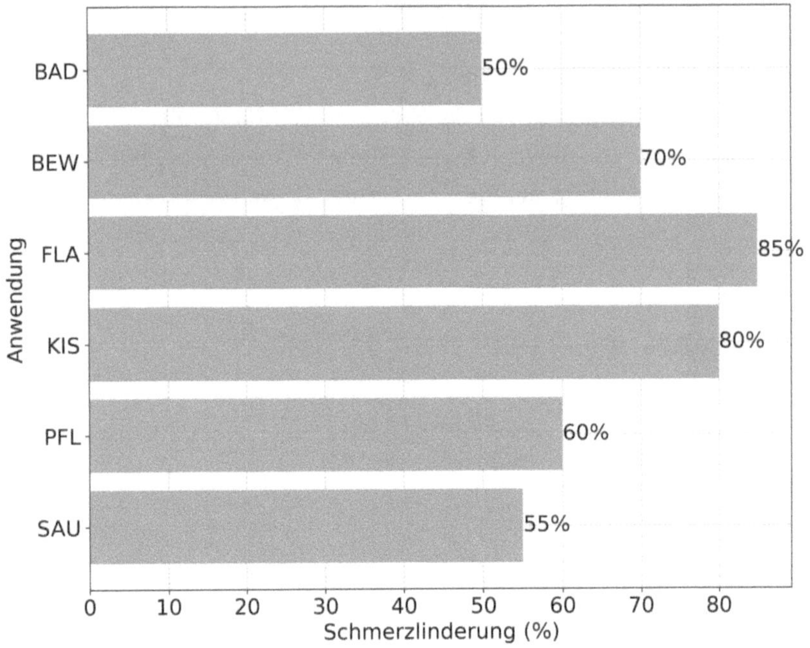

BAD: Warmes Bad

BEW: Bewegung

FLA: Wärmeflasche

KIS: Wärmekissen

PFL: Wärmepflaster

SAU: Sauna

Die Darstellung zeigt die relative Wirksamkeit verschiedener Wärmeanwendungen bei Kreuzschmerzen. Wärmekissen und -flaschen bieten die höchste Schmerzlinderung, gefolgt von Wärmepflastern. Bäder und Saunen zeigen eine geringere, aber dennoch positive Wirkung. Bewegung, obwohl keine direkte Wärmeanwendung, erzielt ebenfalls einen positiven Effekt. Die Daten legen nahe, dass Wärmeanwendungen generell zur Linderung von Kreuzschmerzen beitragen können.

Entlastungspositionen

Entlastungspositionen können bei lumbago, auch hexenschuss genannt, helfen, Schmerzen zu lindern und die Muskulatur zu entspannen. Ziel ist es, die Wirbelsäule zu entlasten und die betroffenen Nervenwurzeln zu beruhigen. Unterschiedliche Positionen eignen sich für verschiedene Menschen und Schmerzintensitäten. Liegen, z.B. auf dem Rücken mit angewinkelten Beinen, kann den Druck auf die lendenwirbelsaeule reduzieren. Dabei unterstützt ein Kissen oder ein zusammengerolltes Handtuch unter den Knien die natürliche Krümmung der Wirbelsäule und entlastet zusätzlich die Rückenmuskulatur [s61]. Auch die Seitenlage mit leicht angezogenen Beinen und einem Kissen zwischen den Knien kann wohltuend sein, da sie die Wirbelsäule in ihrer natürlichen S-Form unterstützt. Eine weitere Möglichkeit ist die Bauchlage, die jedoch nur empfohlen wird, wenn sie als schmerzfrei empfunden wird. Hier kann ein flaches Kissen unter dem Bauch und Beckenbereich platziert werden, um ein Hohlkreuz zu vermeiden. Wichtig ist, die Position zu finden, die individuell am meisten Linderung verschafft. Vermeiden Sie in den ersten sechs Wochen nach Schmerzbeginn Tätigkeiten, die den Rücken stark belasten, wie schweres Heben oder ruckartige Drehbewegungen [s61]. Bewegung ist jedoch wichtig für den Heilungsprozess. Sanfte Dehnübungen oder Spaziergänge können die Muskulatur lockern und die Durchblutung fördern. Konsultieren Sie bei anhaltenden oder starken Schmerzen einen Arzt oder Physiotherapeuten, der Ihnen individuelle Übungen und weitere Behandlungsmöglichkeiten empfehlen kann [s61]. Die Bewertung des Schmerzes durch Skalen wie der visuellen Analogskala (VAS) und Funktionstests, wie dem Schober-Test, können den Behandlungsverlauf objektivieren und die Wirksamkeit von Therapien, wie z. B. Akupunktur, überprüfen [s62].

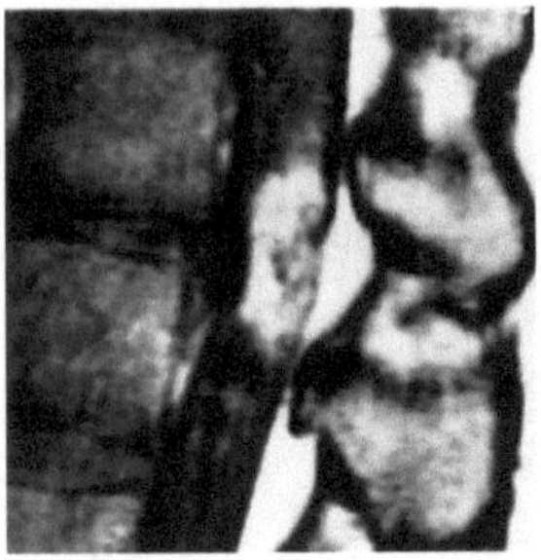

Nervenwurzeln [i8]

Gut zu wissen

Akupunktur

Eine Behandlungsmethode der traditionellen chinesischen Medizin, bei der dünne Nadeln an bestimmten Punkten des Körpers eingestochen werden. Sie wird zur Schmerzlinderung und Behandlung verschiedener Erkrankungen eingesetzt.

Nervenwurzel

Der Teil eines Spinalnervs, der aus dem Rückenmark austritt und für die Weiterleitung von Signalen zwischen Gehirn und Körper zuständig ist. Bei Lumbago können diese Nervenwurzeln gereizt oder eingeklemmt werden, was zu Schmerzen und Bewegungseinschränkungen führt.

Schober-Test

Ein klinischer Test zur Beurteilung der Beweglichkeit der Lendenwirbelsäule. Er misst die Veränderung der Hautfalte im Lendenbereich bei Beugung und Streckung des Rückens.

Effektive Positionen zur Hexenschuss-Linderung

Verteilung effektiver Positionen zur Hexenschuss-Linderung.

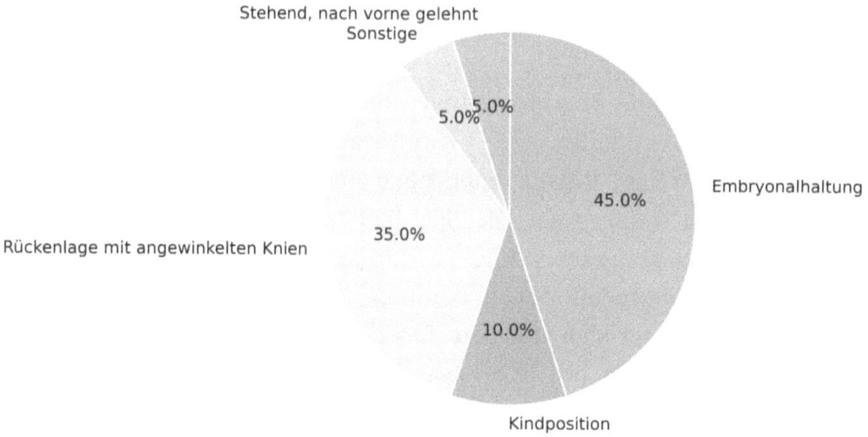

BKB: Rückenlage mit angewinkelten Knien

CSL: Kindposition

FET: Embryonalhaltung

OTH: Sonstige

STL: Stehend, nach vorne gelehnt

Die Daten deuten darauf hin, dass die Embryonalhaltung und das Liegen auf dem Rücken mit angewinkelten Knien die effektivsten Positionen zur Linderung von Hexenschuss-Schmerzen sind und einen bedeutenden Anteil der wirksamen Linderungsstrategien ausmachen. Während andere Positionen auch eine gewisse Linderung verschaffen, könnte die Konzentration auf diese beiden Hauptpositionen den größten Nutzen für Personen mit Hexenschuss bringen.

Schmerzlindernde Bewegungen

Bewegung spielt trotz Schmerzen eine wichtige Rolle bei der Genesung von lumbago. Sanfte, schmerzlindernde Bewegungen fördern die Durchblutung, entspannen die Muskulatur und unterstützen die Heilung. Wichtig ist, die Bewegungen langsam und kontrolliert auszuführen und auf die Signale des Körpers zu achten. Schmerzverstärkende Bewegungen sollten unbedingt vermieden werden. Geeignete Bewegungsformen sind beispielsweise Yoga, Pilates oder spezielle Rückenschulen. Yoga verbessert nicht nur die Flexibilität und Kraft der Rumpfmuskulatur, sondern kann durch die Kombination von Atemtechniken, Körperhaltungen und Entspannung auch die Schmerzintensität deutlich reduzieren. So kann etwa die Kindhaltung (Balasana) helfen, den unteren Rücken zu dehnen und zu entspannen. Dabei kniet man auf dem Boden, die großen Zehen berühren sich, die Knie sind hüftbreit geöffnet. Man beugt sich mit dem Oberkörper nach vorne und legt die Stirn auf dem Boden ab. Die Arme liegen entweder entspannt neben dem Körper oder gestreckt nach vorne. Diese Haltung entlastet die Wirbelsäule und dehnt sanft die Rückenmuskulatur. Auch leichte Spaziergänge, Schwimmen oder Radfahren können, sofern sie schmerzfrei möglich sind, den Heilungsprozess unterstützen. Wichtig ist, die Belastung langsam zu steigern und auf den Körper zu hören. Bei anhaltenden oder starken Schmerzen sollte ein Arzt oder Physiotherapeut konsultiert werden, um ein individuelles Übungsprogramm zu erstellen.

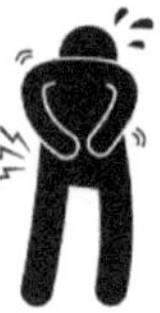

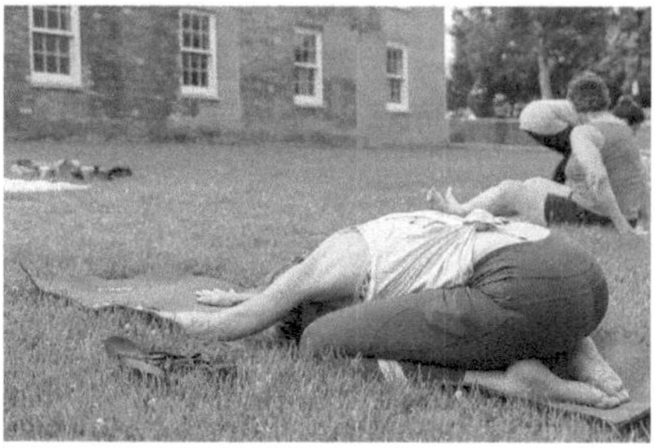

Balasana [i9]

Schmerzreduktion durch Bewegung

Veranschaulicht die Korrelation zwischen Bewegungsumfangsübungen und Schmerzreduktion bei Lumbalgie.

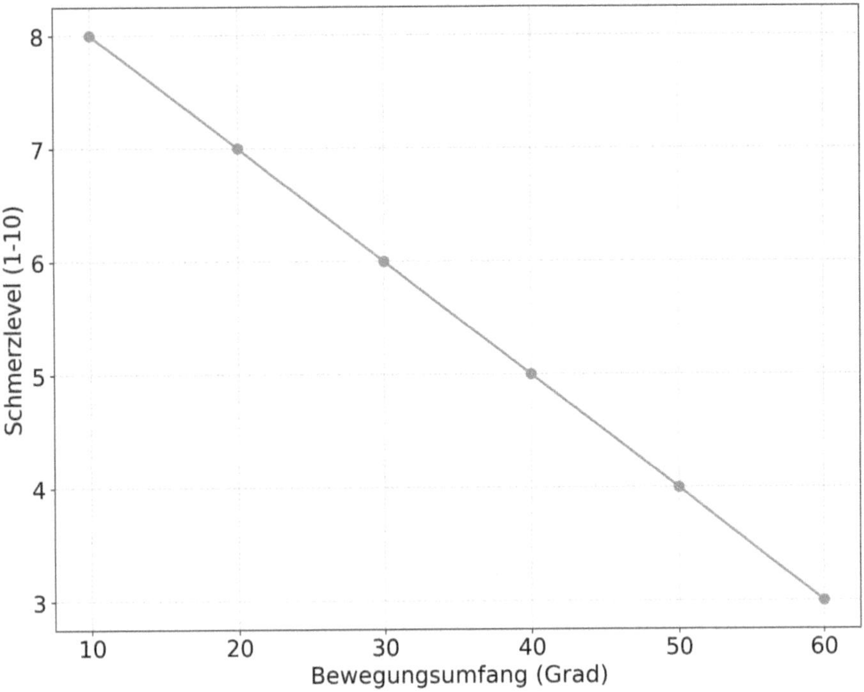

Die Daten deuten auf eine positive Korrelation zwischen erhöhtem Bewegungsumfang und verringertem Schmerzlevel hin. Mit der Verbesserung des Bewegungsumfangs (x-Achse) nimmt die Schmerzintensität ab (y-Achse). Dies unterstreicht die Wirksamkeit dieser Übungen bei der Behandlung von Lumbalgie. Allerdings können die individuellen Ergebnisse variieren, und es ist wichtig, auf den eigenen Körper zu hören und aufzuhören, wenn die Schmerzen zunehmen.

Konkrete Ratschläge

- Atmen Sie tief in den Bauch ein und stellen Sie sich beim Ausatmen vor, wie die Verspannung im unteren Rücken weicht.
- Suchen Sie intuitiv eine Position, die Ihren Rücken entlastet, egal ob ungewöhnlich und verweilen Sie darin.
- Summen oder singen Sie leise vor sich hin – die Vibrationen können die Muskulatur lockern.
- Streicheln Sie sanft Ihren unteren Rücken, als würden Sie ein schmerzendes Kind trösten.
- Lenken Sie Ihre Aufmerksamkeit auf Ihre Füße und bewegen Sie Ihre Zehen – das kann die Wahrnehmung des Rückenschmerzes verändern.
- Stellen Sie sich vor, Ihr Rücken ist ein Baum, der sich sanft im Wind wiegt und imitieren Sie diese Bewegung.
- Konzentrieren Sie sich auf einen angenehmen Duft, wie Lavendel oder Zitrone, um Ihre Sinne abzulenken und zu entspannen.
- Trinken Sie ein großes Glas Wasser – Flüssigkeit kann helfen, die Bandscheiben zu hydrieren und den Schmerz zu lindern.
- Lächeln Sie bewusst – auch wenn es künstlich wirkt, kann es die Schmerzverarbeitung positiv beeinflussen.
- Wiegen Sie Ihr Becken sanft vor und zurück und spüren Sie, wie sich die Bewegung auf Ihren Rücken auswirkt.
- Massieren Sie Ihre Fußsohlen – Reflexzonen können mit dem unteren Rücken verbunden sein und so Linderung bringen.
- Visualisieren Sie, wie warme, goldene Energie in Ihren Rücken fließt und die Schmerzen lindert.

3. 2 Therapeutische Ansätze

Akute Rückenschmerzen schränken die Beweglichkeit und beeinträchtigen den Alltag erheblich. Therapeutische Ansätze bieten eine Vielzahl von Möglichkeiten, diese Beschwerden zu lindern und die Funktionsfähigkeit wiederherzustellen. Dieser Abschnitt beleuchtet die wichtigsten Behandlungsmethoden, von manueller Therapie und Physiotherapie bis hin zu osteopathischen Techniken. Diese Verfahren zielen darauf ab, Schmerzen zu reduzieren, die Beweglichkeit zu verbessern und die Ursachen der Beschwerden zu behandeln. Sie berücksichtigen sowohl biomechanische als auch psychosoziale Faktoren, die zu Rückenschmerzen beitragen können. Erfahren Sie im Folgenden mehr über die verschiedenen therapeutischen Optionen und finden Sie den passenden Ansatz für Ihre individuellen Bedürfnisse.

Ein erfolgreicher Therapieansatz bei Rückenschmerzen integriert sowohl körperliche Behandlungen (manuelle Therapie, Physiotherapie, Übungen) als auch die Berücksichtigung psychosozialer Faktoren (kognitive Verhaltenstherapie, Schmerzbewältigung) in einem multimodalen Ansatz.

Manuelle Therapie

Manuelle Therapie bezeichnet Behandlungstechniken, bei denen Therapeuten ihre Hände einsetzen, um Schmerzen zu lindern und die Beweglichkeit zu verbessern. Dabei werden verschiedene anatomische Strukturen beeinflusst, um positive Veränderungen im Schmerzerleben des Patienten zu bewirken [s63]. Die Behandlung umfasst physische Ansätze wie Massage und Manipulation der Wirbelsäule [s64]. Manuelle Therapie wird bei akuten Rückenschmerzen, zusammen mit Übungen und oberflächlicher Wärme, empfohlen [s65]. Auch bei chronischen Rückenschmerzen ohne ernsthafte Pathologie gehört sie zu den empfohlenen konservativen Behandlungsansätzen – neben Massage und interdisziplinärer Rehabilitation [s65]. Physiotherapeuten setzen manuelle Therapie bei muskuloskelettalen Beschwerden ein. Sie wird als ergänzende oder zweite Behandlungsoption bei unspezifischen Rückenschmerzen empfohlen [s66]. Die Wirkungsweise der manuellen Therapie hat sich im Laufe der Zeit weiterentwickelt. Früher lag der Fokus auf biomechanischen Erklärungen. Heute rückt das neurophysiologische Paradigma in den Vordergrund. Die schmerzlindernden Effekte werden über absteigende modulierte Bahnen im zentralen Nervensystem vermittelt [s66]. Moderat schmerzhafter Druck kann zu einer kurzfristigen Schmerzinhibition führen [s66]. Neben den neurophysiologischen spielen auch psychologische und biomechanische Faktoren eine Rolle [s63] [s66]. So können die Erwartungen des Patienten und die Beziehung zum Therapeuten den Behandlungserfolg beeinflussen [s66]. Biomechanische Mediatoren umfassen messbare Bewegungen in den Zielgeweben und strukturelle Veränderungen, die als Reaktion auf die Therapie auftreten [s63]. Neurophysiologische Mediatoren zeigen sofortige Veränderungen in der neurophysiologischen Funktion nach der Therapie, wie z.B. die Reduktion von Entzündungsmarkern und eine verringerte Schmerzempfindlichkeit [s63]. Bei chronischen Rückenschmerzen wird manuelle Therapie im Rahmen eines multimodalen

Behandlungsansatzes empfohlen, der ein überwachtes Übungsprogramm beinhaltet [s67]. Kognitive Verhaltenstherapie in

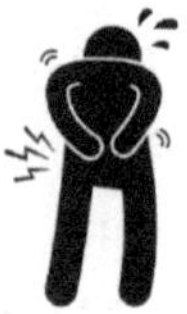

Kombination mit Physiotherapie kann Schmerzlevels senken und die Funktionalität verbessern [s67]. Die mechanische Diagnose und Therapie (MDT) dient dazu, spezifische Übungen und Haltungsanweisungen zu verschreiben. Für ihre Wirksamkeit in der Schmerz- und Behinderungsreduktion gibt es moderate bis hohe Evidenz [s65]. Mobilisations- und Manipulationstherapien zeigen moderate Evidenz für Schmerzlinderung und Funktionsverbesserung bei chronischen Rückenschmerzen. Manipulation kann dabei effektiver als Mobilisation sein [s65]. Wer unter chronischen Rückenschmerzen leidet und Risikofaktoren für chronifizierung aufweist, sollte Physiotherapie als Erstlinientherapie in Betracht ziehen [s67].

Wirksamkeit manueller Therapietechniken bei Rückenschmerzen

Vergleich von Schmerzreduktion und funktioneller Verbesserung

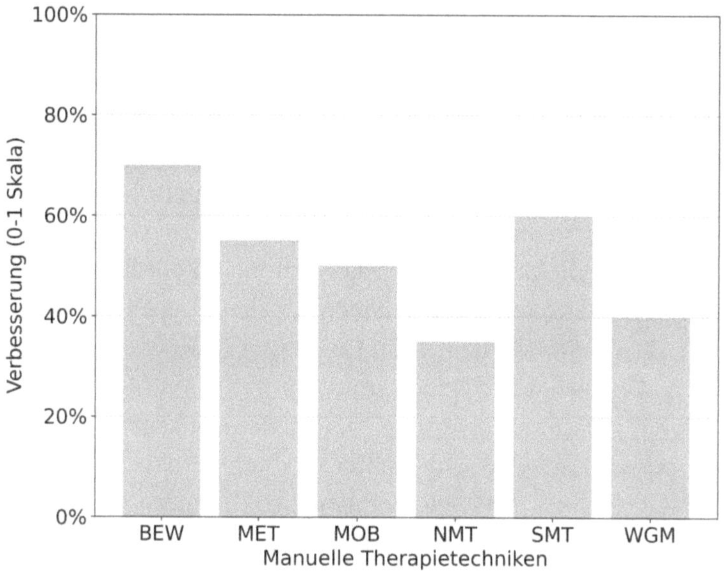

BEW: Bewegungstherapie
MET: Muskel-Energie-Technik
MOB: Mobilisation
NMT: Neuromuskuläre Therapie
SMT: Spinale Manipulationstherapie
WGM: Weichgewebemobilisation

Während die Wirbelsäulenmanipulation eine signifikante sofortige Wirkung auf die Schmerzreduktion zeigt, weisen Mobilisationstechniken eine allmählichere, aber anhaltende Verbesserung der Funktion auf. Die Weichgewebemobilisation bietet moderate Vorteile sowohl bei Schmerzen als auch bei der Funktion und deutet auf ihr Potenzial als ergänzender Ansatz hin. Bewegungstherapie, obwohl nicht im engeren Sinne manuelle Therapie, zeigt starke langfristige Vorteile sowohl für die Schmerzlinderung als auch für die Wiederherstellung der Funktion und unterstreicht ihre Bedeutung in einem umfassenden Behandlungsplan. Die Daten legen nahe, dass eine Kombination aus manuellen Therapietechniken und Bewegungstherapie den umfassendsten und effektivsten Ansatz zur Behandlung von Rückenschmerzen bieten könnte.

Physiotherapeutische Behandlung

Physiotherapeutische Behandlungen bei Rückenschmerzen umfassen ein breites Spektrum an Maßnahmen, die individuell auf den Patienten abgestimmt werden. Neben den bereits erwähnten manuellen Techniken, wie Massage und Manipulation der Wirbelsäule, spielen aktive Therapieformen, insbesondere Übungen, eine entscheidende Rolle. So kann ein gezieltes Trainingsprogramm helfen, die Rückenmuskulatur zu kräftigen, die Beweglichkeit zu verbessern und Fehlhaltungen zu korrigieren. Neben Kraft- und Beweglichkeitsübungen können auch koordinative Übungen, die das Zusammenspiel verschiedener Muskelgruppen schulen, in die Therapie integriert werden. Ein neuartiges Rückenschulprogramm kombiniert beispielsweise einen multidisziplinären Ansatz mit einer quantitativen Funktionsbewertung und therapeutischen Übungen und zeigt so positive Effekte auf Schmerz, Flexibilität, Muskelkraft und Ausdauer [s68]. Physiotherapeuten nutzen verschiedene Klassifikationssysteme, die auf biomechanischen und psychosozialen Faktoren basieren, um Patienten mit unspezifischen Rückenschmerzen besser einzuteilen und die Therapie zu individualisieren. So können maladaptive Bewegungsmuster und motorische Kontrollstörungen, die Schmerzen verursachen, identifiziert und gezielt behandelt werden [s69]. Ergänzend können auch physikalische Maßnahmen wie Wärme- oder Kälteanwendungen zum Einsatz kommen. Über die rein körperlichen Aspekte hinaus berücksichtigt die Physiotherapie auch psychosoziale Faktoren, die bei Rückenschmerzen eine Rolle spielen können. Chronische Schmerzen beeinflussen nicht nur die körperliche Funktion, sondern auch das emotionale Wohlbefinden und das Verhalten. Daher integrieren Physiotherapeuten oft Aspekte der kognitiven_verhaltenstherapie in ihre Behandlung. Patienten lernen so, negative Gedankenmuster und Verhaltensweisen, die den Schmerz verstärken können, zu erkennen und zu verändern. Sie erlernen Strategien zur Schmerzbewältigung und entwickeln ein besseres Verständnis für die multidimensionalen Aspekte ihrer Beschwerden

[s70]. Die edukative Komponente der Physiotherapie ist ebenfalls wichtig. Patienten erhalten Informationen über die Ursachen ihrer Rückenschmerzen, erlernen rückengerechtes Verhalten im Alltag und werden dabei unterstützt, ihre Selbstmanagementfähigkeiten zu verbessern [s71]. Die frühzeitige Rückkehr zu normalen Aktivitäten und die Integration in den beruflichen Alltag sind weitere Therapieziele, die durch physiotherapeutische Maßnahmen unterstützt werden [s72]. Ein multimodaler Ansatz, der verschiedene Therapieformen kombiniert, hat sich bei der Behandlung von Rückenschmerzen als besonders wirksam erwiesen. [s71] [s72] So kann eine Kombination aus manueller Therapie, aktiven Übungen, physikalischen Maßnahmen und kognitiver Verhaltenstherapie dazu beitragen, Schmerzen zu lindern, die Funktion zu verbessern und die Lebensqualität der Patienten nachhaltig zu steigern.

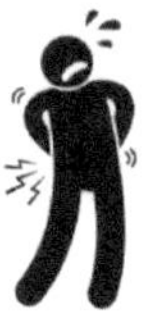

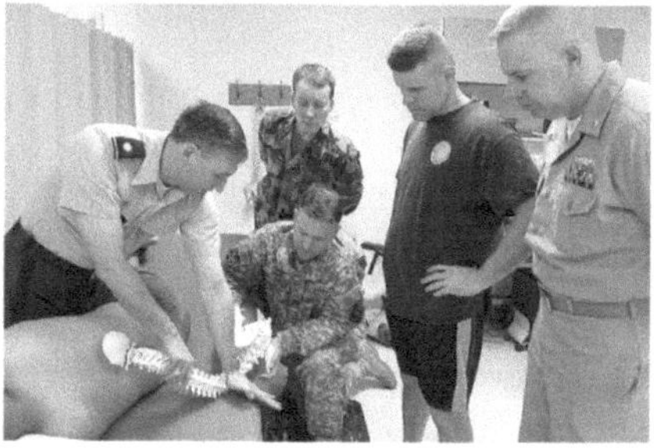

Manipulation [i10]

Gut zu wissen

Manipulation
Manipulationen an der Wirbelsäule können Blockaden lösen und die Beweglichkeit verbessern, sollten aber nur von qualifizierten Fachkräften durchgeführt werden.

Multidisziplinärer Ansatz
Beinhaltet die Zusammenarbeit verschiedener Fachrichtungen, um einen umfassenden Behandlungsplan für Rückenschmerzen zu erstellen.

Multimodaler Ansatz
Kombination verschiedener Therapieformen, um die Behandlung von Rückenschmerzen zu optimieren und die individuellen Bedürfnisse des Patienten zu berücksichtigen.

Quantitative Funktionsbewertung
Objektive Messungen der körperlichen Funktionen, um den Behandlungsfortschritt zu verfolgen und die Therapie anzupassen.

Physiotherapie bei Rückenschmerzen: Behandlungsansätze

Wirksamkeit von physiotherapeutischen Ansätzen bei Rückenschmerzen basierend auf Dauer und Intensität.

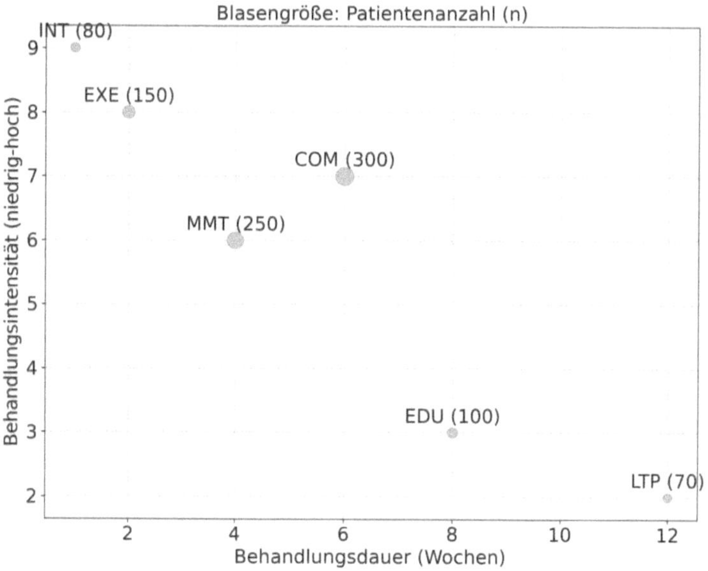

Blasengröße: Patientenanzahl (n)

COM: Kombinierter Ansatz

EDU: Patientenaufklärung

EXE: Therapeutische Übungen

INT: Intensivprogramm

LTP: Langzeitprogramm

MMT: Manuelle und Bewegungstherapie

Die Grafik deutet darauf hin, dass Behandlungen mit mittlerer Intensität über 4-8 Wochen die höchste Wirksamkeit bei den meisten Patienten zeigen. Während kürzere Behandlungen mit hoher Intensität bei einigen wirksam sein können, sind sie nicht durchgängig erfolgreich. Längere Behandlungen mit niedriger Intensität scheinen insgesamt weniger effektiv zu sein. Die Größe der Blasen zeigt die Anzahl der Patienten, die mit diesem spezifischen Ansatz behandelt wurden.

Osteopathische Techniken

Osteopathische Techniken gehören zu den komplementärmedizinischen Verfahren zur Behandlung von Rückenschmerzen und umfassen sowohl physische als auch psychische Ansätze. [s73] Sie basieren auf der Vorstellung vom Patienten als Einheit von Körper, Geist und Seele und beziehen die Selbstheilungskräfte des Körpers mit ein. [s74] Osteopathen setzen manuelle Techniken ein, um die physiologischen Funktionen zu optimieren und die Homöostase, also das innere Gleichgewicht des Körpers, zu fördern. [s75] Das Behandlungsspektrum reicht von Techniken an Gelenken, Muskeln und Bindegewebe bis hin zu neurovaskulär orientierten Verfahren. [s76] Muskelenergietechniken, myofasziale Entspannung und Techniken zur Wiederherstellung der ligamentären Balance sind einige der häufig angewandten Methoden. [s75] Auch die Behandlung des Zwerchfells spielt eine wichtige Rolle. Durch Techniken wie das Zwerchfelldomieren oder die indirekte Zwerchfellfreisetzung wird die Atmung verbessert und die Beweglichkeit des Zwerchfells erhöht. [s75] Eine weitere Technik, das sogenannte „Rib Raising“, beeinflusst die Aktivität des sympathischen Nervensystems und optimiert sowohl die Atembewegung als auch den Lymphfluss. [s75] Die Lymphpumptechnik wiederum stärkt das Immunsystem und verbessert die Lymphzirkulation, was sich positiv auf Infektionen auswirken kann. [s75] Speziell bei Rückenschmerzen in der Schwangerschaft können osteopathische Behandlungen Linderung verschaffen und eine Verschlimmerung der Beschwerden verhindern. [s77] Studien belegen die Wirksamkeit osteopathischer Behandlungen im dritten Trimester zur Verbesserung der Funktionsfähigkeit bei Patientinnen mit Rückenschmerzen. [s77] Die Osteopathie integriert verschiedene manuelle Verfahren, die oft in Kombination mit anderen Methoden wie Yoga oder Akupunktur angewendet werden. [s73] Durch die Manipulation des Bewegungsapparates versuchen Osteopathen, positive gesundheitliche Effekte zu erzielen. [s78] So kann bei Bewegungseinschränkungen im Bereich der Brustwirbelsäule durch sanfte Mobilisationstechniken die Beweglichkeit verbessert und die damit verbundenen Schmerzen reduziert werden.

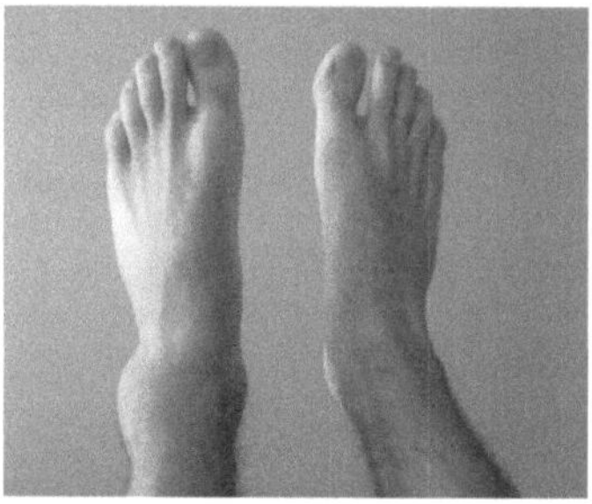

Ligamentäre Balance [i11]

Gut zu wissen

Komplementärmedizin

Komplementärmedizinische Verfahren ergänzen die Schulmedizin und bieten zusätzliche Möglichkeiten zur Behandlung von Rückenschmerzen.

Ligamentäre Balance

Die Wiederherstellung der ligamentären Balance zielt darauf ab, das Gleichgewicht der Bänder im Körper wiederherzustellen und so Rückenschmerzen zu reduzieren.

Lymphpumptechnik

Die Lymphpumptechnik regt den Lymphfluss an und unterstützt das Immunsystem, was bei der Regeneration von Rückenschmerzen hilfreich sein kann.

Myofasziale Entspannung

Myofasziale Entspannungstechniken lösen Verspannungen in den Faszien, dem Bindegewebe, das Muskeln, Knochen und Organe umhüllt.

Osteopathie

Osteopathie ist eine ganzheitliche Therapieform, die den Körper als Einheit betrachtet und die Selbstheilungskräfte aktiviert, um Rückenschmerzen zu lindern.

Osteopathische Techniken bei Rückenschmerzen

Verteilung osteopathischer Behandlungsansätze bei Rückenschmerzen.

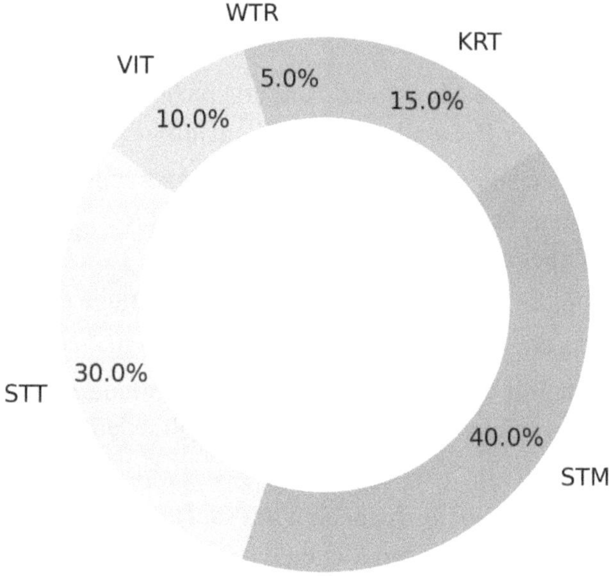

KRT: Kranialtechniken

STM: Strukturelle Manipulation

STT: Weichgewebetechniken

VIT: Viszeraltechniken

WTR: Weitere Techniken

Die Grafik zeigt die verschiedenen osteopathischen Techniken, die bei der Behandlung von Rückenschmerzen eingesetzt werden. Während die strukturelle Manipulation einen erheblichen Anteil ausmacht, unterstreichen die bedeutenden Anteile der Weichgewebe-, Kranial- und Viszeraltechniken einen ganzheitlichen Ansatz, der die Verbindungen zwischen verschiedenen Körpersystemen berücksichtigt. Dies deutet darauf hin, dass die osteopathische Behandlung von Rückenschmerzen oft über die alleinige Behandlung der Wirbelsäule hinausgeht.

Konkrete Ratschläge

- Konzentrieren Sie sich bei akuten Schmerzen auf die Qualität Ihrer Berührungen und variieren Sie Druck, Geschwindigkeit und Rhythmus der Massage.
- Nutzen Sie die Wärme Ihrer Hände, um gezielt Wärme in die schmerzenden Bereiche einzuleiten und die Muskulatur zu entspannen.
- Beobachten Sie die Mimik und Körpersprache Ihres Patienten, um die Intensität der Behandlung optimal anzupassen.
- Integrieren Sie achtsame Pausen in die Behandlung, in denen Sie und Ihr Patient bewusst den Atem spüren und die Körperwahrnehmung vertiefen.
- Fordern Sie Ihren Patienten auf, die Bewegung Ihrer Hände aktiv mitzugehen und die Dehnung der Muskulatur selbst zu verstärken.
- Arbeiten Sie mit der Vorstellungskraft Ihres Patienten: Bitten Sie ihn, sich vorzustellen, wie die Schmerzen mit jedem Atemzug kleiner werden.
- Verbinden Sie manuelle Techniken mit sanften, rhythmischen Bewegungen, um den Körper in einen Zustand tiefer Entspannung zu führen.
- Stimulieren Sie durch sanfte Klopftechniken die Selbstheilungskräfte des Körpers und fördern Sie die Durchblutung des Gewebes.
- Ertasten Sie die Energieflüsse im Körper Ihres Patienten und versuchen Sie, Blockaden durch gezielte Berührungen zu lösen.
- Behandeln Sie nicht nur den schmerzenden Bereich, sondern beziehen Sie auch umliegende Strukturen und Gelenke in die Therapie mit ein.
- Wecken Sie die Neugier Ihres Patienten, indem Sie ihm die anatomischen Zusammenhänge erklären und die Wirkung der Behandlung verdeutlichen.

3. 3 Medizinische Intervention

Medizinische Interventionen spielen eine wichtige Rolle bei der akuten Behandlung von Rückenschmerzen. Sie reichen von medikamentöser Therapie über Infiltrationen bis hin zu naturheilkundlichen Verfahren. Jeder Ansatz birgt spezifische Vorteile, aber auch potenzielle Risiken und Grenzen. Die Wahl der richtigen Intervention hängt von der individuellen Schmerzursache, -intensität und dem persönlichen Gesundheitszustand ab. Die folgenden Abschnitte beleuchten die verschiedenen medizinischen Behandlungsoptionen im Detail und bieten einen Überblick über deren Wirkmechanismen, Anwendungsgebiete und mögliche Nebenwirkungen. Lesen Sie weiter, um die für Sie passende Behandlungsstrategie zu finden und Ihre Rückenschmerzen effektiv zu lindern.

Bei Rückenschmerzen, besonders chronischen, sind nicht-medikamentöse Therapien wie Bewegung, Physiotherapie und multidisziplinäre Ansätze oft der beste erste Schritt und langfristig wirksamer als die dauerhafte Einnahme von Schmerzmitteln.

Medikamentöse Therapie

Medikamentöse Therapie bei Rückenschmerzen umfasst ein breites Spektrum an Optionen, die je nach Art und Dauer der Schmerzen eingesetzt werden. Für akute oder subakute Rückenschmerzen werden nicht-pharmakologische Behandlungen wie Wärme, Massage oder manuelle Therapie empfohlen. Sollten Medikamente erwünscht sein, kommen nichtsteroidale Antirheumatika (NSAR) oder Muskelrelaxantien zum Einsatz [s79]. Bei chronischen Rückenschmerzen stehen ebenfalls zunächst nicht-pharmakologische Therapien wie Bewegung oder multidisziplinäre Rehabilitation im Vordergrund. Sind diese nicht ausreichend wirksam, können NSAR als Erstlinientherapie und Tramadol oder Duloxetin als Zweitlinientherapie eingesetzt werden [s79]. Opioide sollten nur nach sorgfältiger Abwägung von Nutzen und Risiken und nach Versagen anderer Therapien verordnet werden [s79]. Die langfristige Einnahme von Schmerzmitteln kann zu medikamentenbezogenen Symptomen führen und ist bei moderaten bis schweren chronischen Rückenschmerzen nicht unbedingt überlegen gegenüber anderen Behandlungsstrategien [s80]. Ein Patient mit anhaltenden Schmerzen trotz Einnahme von NSAR könnte von seinem Arzt über alternative Behandlungsoptionen wie Physiotherapie oder eine multidisziplinäre Schmerztherapie beraten werden. Neben etablierten Medikamenten werden auch neue Therapieansätze erforscht, unter anderem Cannabinoide, die in klinischen Studien vielversprechende Ergebnisse gezeigt haben [s81] [s82]. Gleichzeitig werden neue Formulierungen bestehender Medikamente entwickelt, um die Behandlung von Opioidabhängigkeit und Überdosierung zu verbessern [s83]. Eine Studie zeigte, dass zwei untersuchte

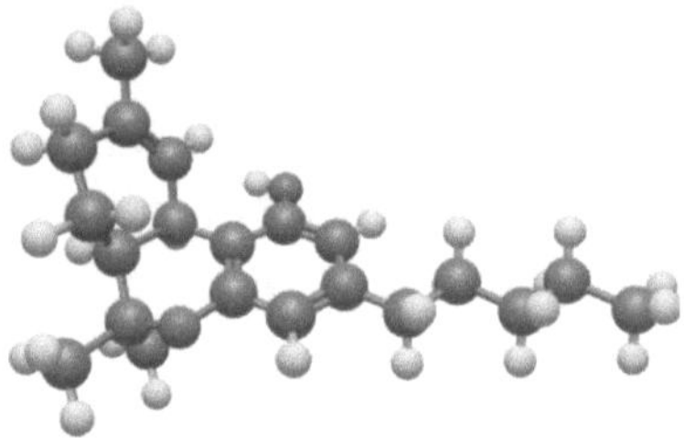

Cannabinoide [i12]

Medikamente zur Behandlung akuter radikulärer Rückenschmerzen zwar die Schmerzwerte reduzierten, aber keinen signifikanten Unterschied in ihrer Wirksamkeit aufwiesen [s84]. Dies unterstreicht die Notwendigkeit einer individualisierten Therapie und einer umfassenden Schmerztherapie, die neben Medikamenten auch Physiotherapie und einen multidisziplinären Ansatz umfasst [s82].

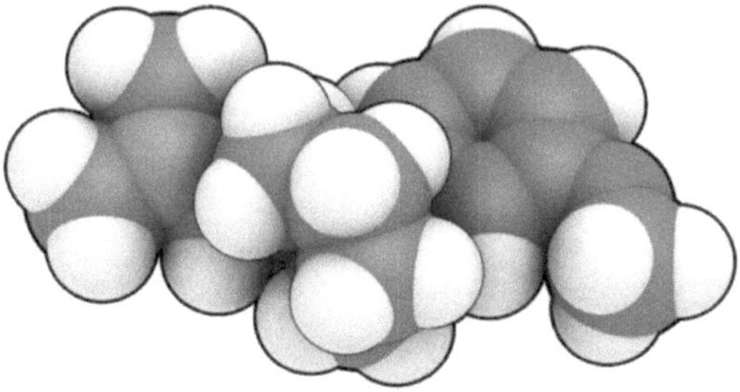

Tramadol [i13]

Gut zu wissen

Akute radikuläre Rückenschmerzen

Akute radikuläre Rückenschmerzen entstehen durch eine Reizung oder Kompression von Nervenwurzeln im Bereich der Wirbelsäule. Sie strahlen oft in Arme oder Beine aus und können mit Taubheitsgefühl oder Kribbeln einhergehen.

Multidisziplinäre Schmerztherapie

Die multidisziplinäre Schmerztherapie ist ein ganzheitlicher Ansatz zur Behandlung chronischer Rückenschmerzen. Sie kombiniert verschiedene Therapieformen wie Physiotherapie, Psychotherapie und medikamentöse Behandlung. Ziel ist es, die Schmerzen zu lindern und die Lebensqualität der Patienten zu verbessern.

Muskelrelaxantien

Muskelrelaxantien werden zur Behandlung von Rückenschmerzen eingesetzt, die durch Muskelverspannungen oder -krämpfe verursacht werden. Sie wirken entspannend auf die Muskulatur und können so Schmerzen lindern. Muskelrelaxantien können jedoch auch Nebenwirkungen wie Müdigkeit oder Schwindel verursachen.

Wirksamkeit bei Rückenschmerzen

Schmerzlinderung durch Medikamente

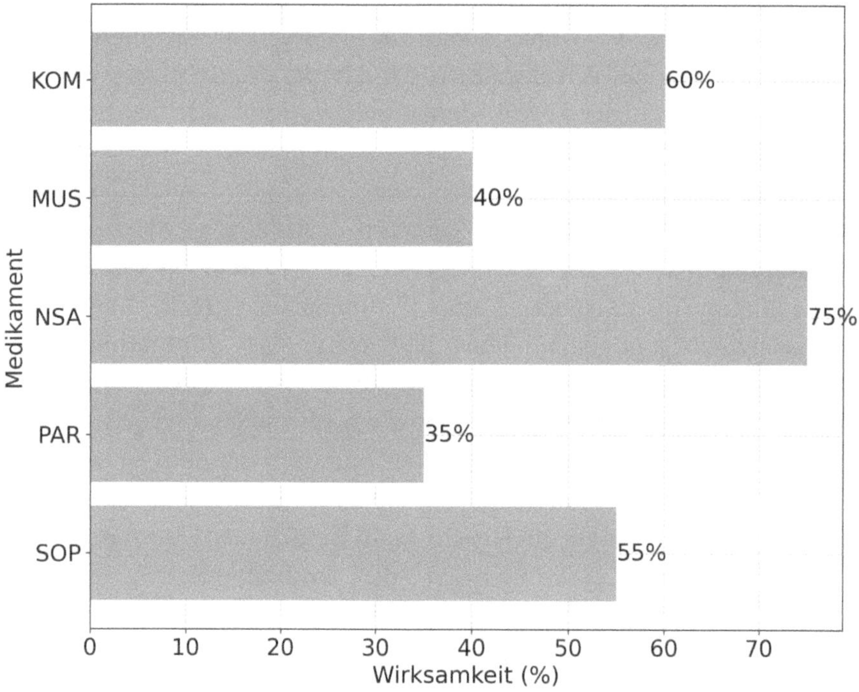

KOM: Kombination

MUS: Muskelrelaxans

NSA: NSAR

PAR: Paracetamol

SOP: Schwache Opioide

NSAR zeigen die höchste Wirksamkeit, gefolgt von schwachen Opioiden. Paracetamol und Muskelrelaxanzien bieten eine geringere Schmerzlinderung. Kombinationstherapien können je nach Zusammensetzung variieren.

Infiltrationsbehandlung

Injektionstherapien, auch als Infiltrationen bezeichnet, stellen eine weitere Option in der Behandlung von Rückenschmerzen dar. Dabei werden Medikamente, meist Kortikosteroide in Kombination mit einem Lokalanästhetikum, direkt in den schmerzverursachenden Bereich injiziert. Ziel dieser Behandlung ist es, die Entzündung zu hemmen und die Schmerzen zu lindern. Die Infiltration kann an verschiedenen Strukturen des Rückens erfolgen, z.B. an den Facettengelenken, den nervenwurzeln oder den Muskeln. Eine Studie zeigte, dass die Schmerzempfindung während einer Infiltration im Vergleich zu einer anderen Injektionstechnik (Nervblockade) signifikant geringer ausfällt, während die Schmerzempfindung bei der eigentlichen Behandlung (z.B. einer Zahnextraktion) zwischen beiden Techniken nicht signifikant unterschiedlich war [s85]. Dies legt nahe, dass Infiltrationen eine vergleichsweise schmerzarmere Methode zur Applikation von Medikamenten darstellen können. Injektionstherapien sind jedoch nicht für alle Patienten geeignet und sollten nur nach sorgfältiger ärztlicher Untersuchung und Abwägung von Nutzen und Risiken in Betracht gezogen werden. Mögliche Risiken sind Infektionen, Blutungen oder Nervenschädigungen. Die Anzahl der Infiltrationen ist ebenfalls begrenzt, um mögliche Nebenwirkungen der Kortikosteroide zu minimieren. Eine Infiltration kann Teil eines umfassenden Behandlungsplans sein, der neben medikamentösen Therapien auch Physiotherapie, Bewegungstherapie und psychologische Betreuung umfasst. Der behandelnde Arzt kann die individuellen Bedürfnisse des Patienten beurteilen und die geeignete Behandlungsstrategie festlegen.

Schmerzreduktion über Infiltrationsdosierung

Veranschaulicht den Zusammenhang zwischen Infiltrationsdosierung und Schmerzreduktion.

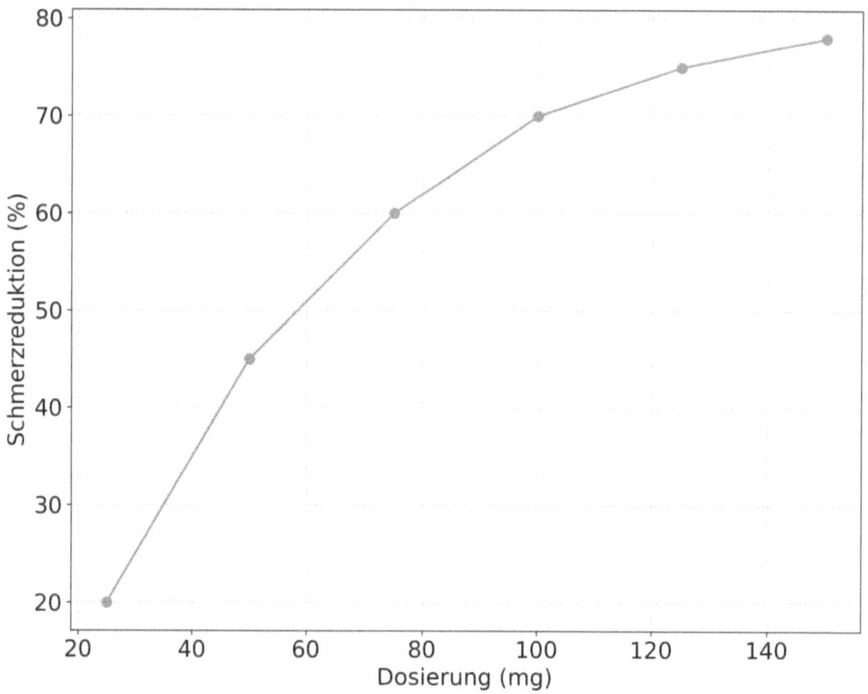

Der Graph zeigt eine generell positive Korrelation zwischen erhöhter Infiltrationsdosierung und stärkerer Schmerzreduktion, wobei der Effekt nach einer bestimmten Dosierung abzuflachen scheint. Dies deutet auf einen optimalen Dosierungsbereich hin, der die Schmerzlinderung maximiert und gleichzeitig potenzielle Nebenwirkungen minimiert.

Naturheilkundliche Verfahren

Naturheilkundliche Verfahren bieten eine Reihe von Optionen zur Behandlung von Rückenschmerzen, die sich von den bereits besprochenen schulmedizinischen Ansätzen unterscheiden [s86]. Diese Verfahren, die nicht zur konventionellen Medizin gehören, umfassen verschiedene Systeme und Praktiken, die die körpereigenen Selbstheilungskräfte aktivieren sollen. Naturopathie, ein Beispiel für ein solches System, konzentriert sich auf Ernährungsumstellungen, Änderungen im Lebensstil und Therapien wie Kräuteranwendungen, Massagen und manuelle Therapie [s86]. So könnte eine Umstellung der Ernährung auf vollwertige, unverarbeitete Lebensmittel und die Integration regelmäßiger Bewegung in den Alltag bereits erste positive Effekte erzielen. Neben der Naturopathie gibt es weitere naturheilkundliche Ansätze wie Akupunktur, Ayurveda, Homöopathie und Energietherapien. Akupunktur zielt auf Schmerzlinderung und Prävention ab, indem feine Nadeln an bestimmten Körperstellen platziert werden [s86]. Ayurveda hingegen, ein traditionelles indisches Medizinsystem, betrachtet Körper, Geist und Seele als Einheit und strebt nach innerer Harmonie [s86]. Die Homöopathie verwendet stark verdünnte Substanzen, die in höheren Dosen ähnliche Symptome hervorrufen würden, um Beschwerden zu lindern [s86]. Energietherapien versuchen, die Energiefelder des Körpers zu beeinflussen, deren Existenz wissenschaftlich jedoch noch nicht belegt ist [s86]. Ergänzend zu diesen Verfahren können auch Nahrungsergänzungsmittel und pflanzliche Heilmittel eingesetzt werden [s86]. Die Integration dieser komplementären Ansätze in ein konventionelles Behandlungskonzept wird als integrative Gesundheit bezeichnet [s87]. Dabei ist es wichtig, die verschiedenen Ansätze koordiniert anzuwenden, um eine optimale Behandlung zu gewährleisten [s87]. Neben den physischen Verfahren wie Massage oder Akupunktur, spielen auch psychologische und ernährungsbezogene Ansätze eine Rolle in der integrativen Gesundheit [s87]. So kann beispielsweise meditation, eine Methode zur mentalen Fokussierung und Entspannung, den Blutdruck senken und Angst- und Depressionssymptome reduzieren [s87]. Die Kombination von konventionellen medizinischen Behandlungen mit ausgewählten naturheilkundlichen Verfahren kann somit einen ganzheitlichen Ansatz zur Behandlung von Rückenschmerzen bieten.

Gut zu wissen

Integrative Gesundheit

Integrative Gesundheit kombiniert konventionelle Medizin mit komplementären Therapien wie Naturheilkunde, um einen ganzheitlichen Ansatz zur Behandlung von Rückenschmerzen zu bieten.

Energietherapien

Energietherapien zielen darauf ab, die Energiefelder des Körpers zu beeinflussen, um Schmerzen zu lindern und das Wohlbefinden zu verbessern. Ihre Wirksamkeit bei Rückenschmerzen ist jedoch wissenschaftlich nicht belegt.

Nahrungsergänzungsmittel

Nahrungsergänzungsmittel können verwendet werden, um Nährstoffmängel auszugleichen und die Gesundheit zu unterstützen, was bei der Behandlung von Rückenschmerzen hilfreich sein kann.

Naturopathie

Naturopathie ist ein Behandlungssystem, das natürliche Heilmittel und Therapien wie Ernährung, Bewegung und Kräuter verwendet, um die Selbstheilungskräfte des Körpers zu fördern und Rückenschmerzen zu lindern.

Pflanzliche Heilmittel

Pflanzliche Heilmittel verwenden Pflanzenextrakte zur Behandlung von Krankheiten und zur Linderung von Schmerzen, was bei Rückenschmerzen eine Option sein kann.

Komplementär- und Alternativmedizin (KAM) bei Rückenschmerzen

Verteilung der KAM-Ansätze bei Rückenschmerzen.

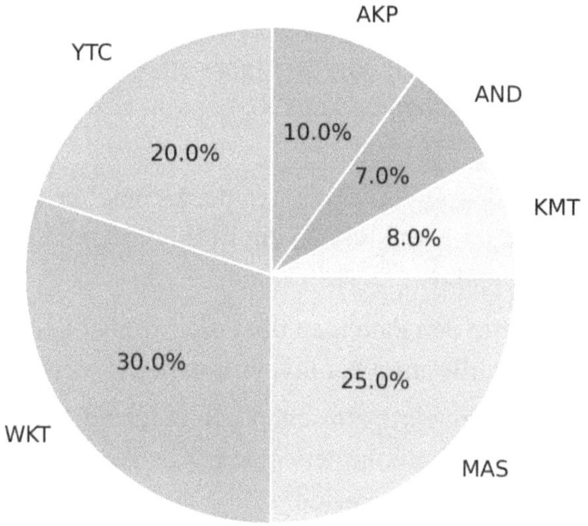

AKP: Akupunktur
AND: Andere KAM-Therapien
KMT: Kräutermedizin und Nahrungsergänzungsmittel
MAS: Massagetherapie
WKT: Wirbelsäulenmanipulationstherapien (Chiropraktik, Osteopathie)
YTC: Yoga und Tai Chi

Die Grafik zeigt die Beliebtheit von Wirbelsäulenmanipulation und Massagetherapie bei Personen, die KAM-Ansätze bei Rückenschmerzen suchen. Körper-Geist-Praktiken wie Yoga und Tai Chi haben ebenfalls einen bedeutenden Anteil, was auf ein wachsendes Interesse an ganzheitlichen Ansätzen hinweist. Während andere Therapien wie Akupunktur und pflanzliche Heilmittel vertreten sind, scheinen sie in diesem Kontext weniger verbreitete Optionen zur Linderung von Rückenschmerzen zu sein.

Konkrete Ratschläge

- Verändern Sie bei der Infiltration die Nadelposition minimal, um die Wirkung des Lokalanästhetikums zu optimieren.
- Kombinieren Sie bei starken akuten Schmerzen eine niedrig dosierte systemische Schmerztherapie mit einer gezielten Infiltration.
- Erwägen Sie bei wiederkehrenden Schmerzen den Einsatz von Hyaluronsäureinjektionen zur Verbesserung der Gelenkfunktion.
- Nutzen Sie Ultraschall oder Röntgenkontrolle, um die Präzision der Infiltration zu erhöhen und das Risiko von Komplikationen zu minimieren.
- Besprechen Sie mit dem Patienten die Möglichkeit einer Kryotherapie im Anschluss an die Infiltration, um die Entzündungsreaktion zu reduzieren.
- Informieren Sie den Patienten über die Möglichkeit einer Triggerpunktinfiltration bei myofaszialen Schmerzen.
- Erwägen Sie bei neuropathischen Schmerzen die Infiltration mit einem Lokalanästhetikum und einem Kortikosteroid in Kombination mit einem Alpha-2-Agonisten.
- Überprüfen Sie die Wirkung der Infiltration durch eine erneute Schmerzeinschätzung nach einer definierten Zeitspanne.
- Dokumentieren Sie die Infiltrationsstelle, das verwendete Medikament und die Patientenreaktion sorgfältig.
- Schulzen Sie Ihre Patienten im Umgang mit akuten Schmerzen, um die Notwendigkeit von invasiven Maßnahmen zu reduzieren.
- Beziehen Sie bei der Auswahl der Infiltrationstherapie die individuellen Bedürfnisse und die Schmerzursache des Patienten ein.
- Evaluieren Sie die Wirksamkeit verschiedener Infiltrationstechniken im Rahmen eines Qualitätszirkels.

Rückblick - 3. Akute Behandlungsmethoden

Akute Rückenschmerzen, oft auch als Hexenschuss bezeichnet, können Ihre Lebensqualität stark beeinträchtigen. Um die Beschwerden schnell und effektiv zu lindern, stehen Ihnen verschiedene Behandlungsmethoden zur Verfügung. Die richtige Kombination aus kurzfristigen Maßnahmen und langfristigen Strategien ist entscheidend für eine erfolgreiche Genesung. Beginnen Sie mit der Schmerzlinderung durch Wärme. Wärmeanwendungen wie warme Kompressen, ein warmes Bad oder eine Wärmflasche fördern die Durchblutung und lockern verspannte Muskeln. Achten Sie jedoch darauf, dass die Wärme angenehm ist und keine Verbrennungen verursacht. Bei akuten Schmerzen mit Entzündungszeichen, wie Rötungen oder Schwellungen, sollten Sie zunächst auf Kälteanwendungen zurückgreifen und ärztlichen Rat einholen. Finden Sie zusätzlich eine Entlastungsposition, die Ihre Schmerzen reduziert. Das kann die Rückenlage mit angewinkelten Beinen, die Seitenlage mit einem Kissen zwischen den Knien oder – falls schmerzfrei möglich – die Bauchlage sein. Vermeiden Sie in den ersten Wochen nach dem Schmerzereignis belastende Tätigkeiten wie schweres Heben.

Neben Wärme und Entlastung spielt auch Bewegung eine wichtige Rolle bei der Genesung. Sanfte, schmerzlindernde Bewegungen wie Yoga, Pilates oder Spaziergänge fördern die Durchblutung und entspannen die Muskulatur. Konzentrieren Sie sich auf Übungen, die den Schmerz nicht verstärken. Die Kindhaltung im Yoga (Balasana) kann beispielsweise den unteren Rücken dehnen und entspannen. Achten Sie auf die Signale Ihres Körpers und steigern Sie die Belastung langsam. Bei anhaltenden oder starken Schmerzen konsultieren Sie einen Arzt oder Physiotherapeuten, der Ihnen ein individuelles Übungsprogramm erstellen kann. Manuelle Therapie durch einen ausgebildeten Therapeuten kann ebenfalls Linderung verschaffen. Durch gezielte Techniken an Gelenken, Muskeln und Bindegewebe können Blockaden gelöst und die Beweglichkeit verbessert werden. Die Manuelle Therapie kann sowohl bei akuten als auch bei chronischen Rückenschmerzen eingesetzt werden und wirkt über neurophysiologische, psychologische und biomechanische Mechanismen.

Ergänzend zu den genannten Methoden können Sie auch über medikamentöse Unterstützung nachdenken. Sprechen Sie mit Ihrem Arzt über geeignete Schmerzmittel wie nichtsteroidale Antirheumatika (NSAR) oder Muskelrelaxantien. Bei chronischen Schmerzen können auch andere Medikamente wie Tramadol oder Duloxetin in Frage kommen. Opioide sollten nur in Ausnahmefällen und unter ärztlicher Aufsicht eingenommen werden. Denken Sie daran, dass Medikamente nur ein Teil der Behandlung sind und langfristig nicht immer die beste Lösung darstellen. Alternativ oder ergänzend zur Schulmedizin können Sie auch naturheilkundliche Verfahren in Betracht ziehen. Naturopathie, Akupunktur, Osteopathie oder pflanzliche Heilmittel können die Selbstheilungskräfte Ihres Körpers aktivieren und so zur Schmerzlinderung beitragen. Besprechen Sie auch diese Optionen mit Ihrem Arzt oder Therapeuten, um die für Sie passende Behandlung zu finden.

Die Behandlung akuter Rückenschmerzen erfordert einen individuellen Ansatz. Hören Sie auf Ihren Körper, probieren Sie verschiedene Methoden aus und scheuen Sie sich nicht, professionelle Hilfe in Anspruch zu nehmen. Mit der richtigen Kombination aus verschiedenen Behandlungsansätzen können Sie Ihre Schmerzen lindern, Ihre Beweglichkeit wiedererlangen und Ihre Lebensqualität nachhaltig verbessern. Bleiben Sie aktiv und positiv – Ihr Rücken wird es Ihnen danken!

4. Heilungsprozess und Linderung

Wer kennt nicht das Gefühl, wenn der Rücken schmerzt und man sich fragt, wie lange dieser Zustand noch anhalten wird? Der Weg zur Schmerzfreiheit gleicht einer Reise, bei der jeder Schritt zählt und verschiedene Ansätze ineinandergreifen. Moderne Erkenntnisse der Schmerzforschung zeigen, dass die aktive Mitarbeit der Betroffenen den Heilungsprozess maßgeblich beeinflusst. Die Kombination aus gezielter Bewegung, angepasster Belastung und individuellen Regenerationsphasen bildet dabei das Fundament für eine nachhaltige Genesung. In diesem Kapitel entdecken Sie die wichtigsten Bausteine für Ihren persönlichen Weg aus dem Schmerz.

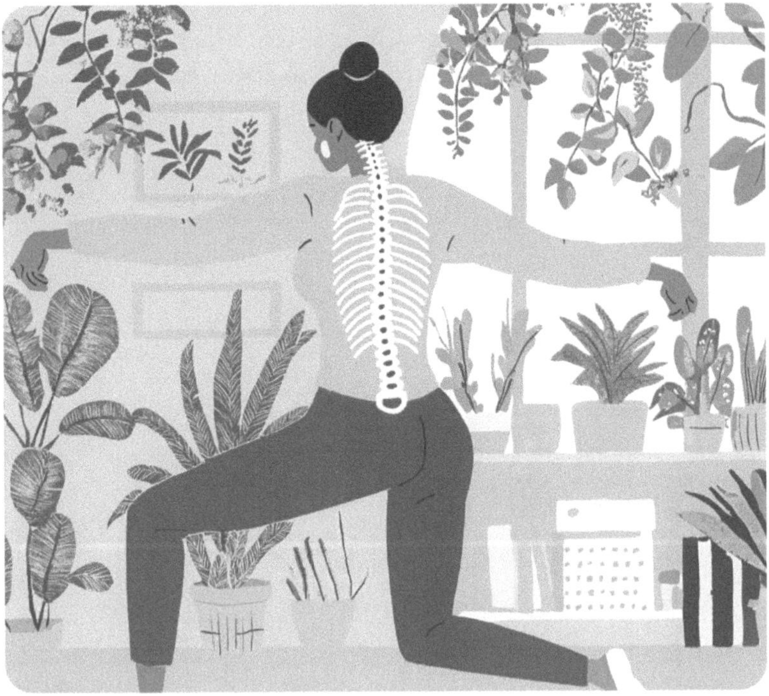

4. 1 Aktive Regeneration

Aktive Regeneration ist entscheidend für die Heilung von Rückenschmerzen und den Wiederaufbau eines gesunden Rückens. Sie umfasst die schrittweise Steigerung körperlicher Aktivität nach einer anfänglichen Ruhephase und dient der Stärkung der Rückenmuskulatur sowie der Verbesserung von Durchblutung und Beweglichkeit. Dabei gilt es, die richtige Balance zwischen schonender Bewegung und Vermeidung von Überlastung zu finden. Die Herausforderungen der aktiven Regeneration liegen in der individuellen Anpassung an den Heilungsverlauf und die persönlichen Bedürfnisse. Eine falsche Dosierung der Belastung kann den Genesungsprozess verzögern oder sogar zu erneuten Beschwerden führen. Erfahren Sie in diesem Kapitel, wie Sie durch gezielte Bewegung Ihre Rückengesundheit zurückgewinnen und langfristig erhalten können.

Aktive Regeneration durch schrittweise Belastungssteigerung, angepasst an die individuellen Schmerzgrenzen, ist entscheidend für die Heilung und den langfristigen Erfolg bei der Behandlung von Rückenschmerzen.

Wiederaufbautraining

Wiederaufbautraining ist ein wichtiger Schritt zur Überwindung von Rückenschmerzen und zur Vorbeugung erneuter Beschwerden. Nach einer anfänglichen Ruhephase, die je nach Schmerzintensität variiert, ist es ratsam, schrittweise wieder aktiv zu werden. Diese schrittweise Steigerung der Aktivität fördert die Heilung und stärkt die Rückenmuskulatur. [s88] Ein gut strukturiertes Wiederaufbautraining umfasst verschiedene Trainingsformen. Aerobe Aktivitäten, wie zügiges Gehen, Radfahren oder Schwimmen in moderatem Tempo, verbessern die Durchblutung und stärken die allgemeine Fitness. Wer beispielsweise täglich 20 Minuten spazieren geht, unterstützt die Regeneration und baut gleichzeitig Ausdauer auf. Dehnübungen fördern die Flexibilität der Muskeln und verbessern die Beweglichkeit der Wirbelsäule. Regelmäßiges Dehnen, etwa der Rückenstrecker-Muskulatur, kann Verspannungen lösen und die Körperhaltung verbessern. Zusätzlich sind Kraftübungen unerlässlich, um die Rumpfmuskulatur zu stärken. Eine starke Bauch- und Rückenmuskulatur stabilisiert die Wirbelsäule und reduziert die Belastung auf die Bandscheiben. Übungen wie der Unterarmstütz oder das Beckenheben kräftigen gezielt diese Muskelgruppen und tragen so zur langfristigen Schmerzreduktion bei. Die Kombination dieser drei Trainingsformen – aerobe Aktivität, Dehnübungen und Krafttraining – bildet die Grundlage für ein effektives Wiederaufbautraining. Die individuelle Anpassung des Trainingsplans an die persönlichen Bedürfnisse und den aktuellen Gesundheitszustand ist entscheidend. Ein physiotherapeut kann dabei helfen, den optimalen Zeitpunkt für den Beginn des Trainings sowie die Auswahl und Dosierung der Übungen zu bestimmen. [s88] Er kann spezifische Übungen empfehlen und auf eine korrekte Ausführung achten, um Fehlbelastungen und erneute Verletzungen zu vermeiden. Das Wiederaufbautraining ist somit kein

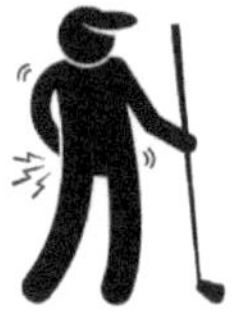

starres Konzept, sondern ein dynamischer Prozess, der kontinuierlich angepasst und optimiert werden sollte, um langfristig beschwerdefrei zu bleiben.

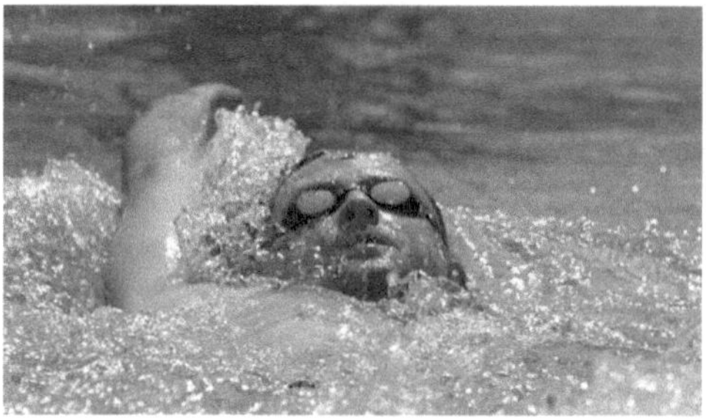

Schwimmen [i14]

Rückenschmerzen und Trainingsfortschritt

Zusammenhang zwischen Trainingsfortschritt und Schmerzreduktion während der Rehabilitation.

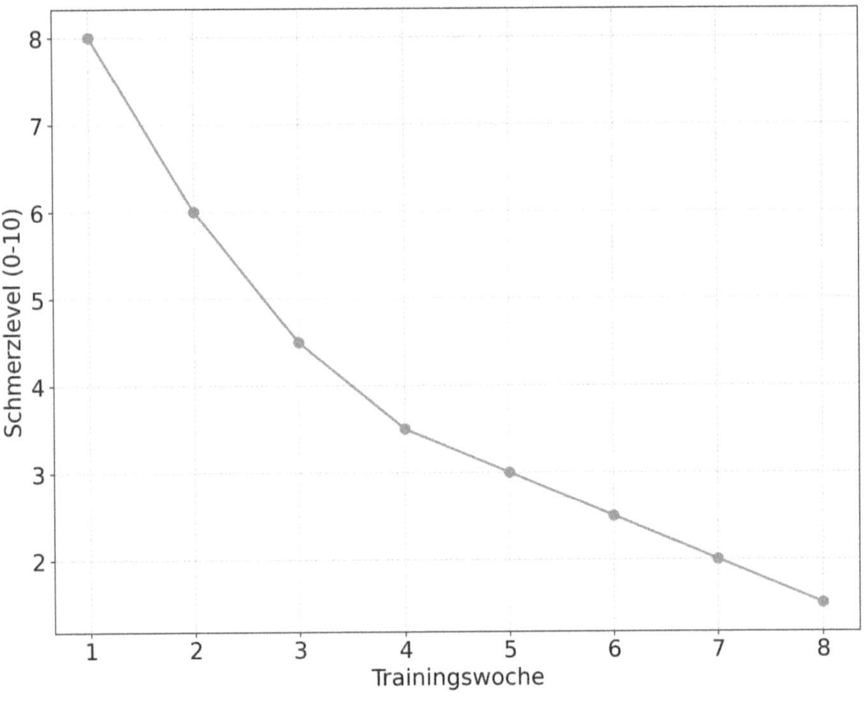

Der Graph zeigt einen allgemeinen Trend abnehmender Rückenschmerzen mit fortschreitendem Training. Anfängliche Verbesserungen sind schnell, gefolgt von einer Phase langsameren Fortschritts, was darauf hindeutet, dass die erste Phase der Rehabilitation entscheidend für das Schmerzmanagement ist. Während der Trend positiv ist, können individuelle Ergebnisse variieren und Plateaus auftreten. Eine kontinuierliche Einhaltung des Trainingsprogramms ist wesentlich für eine langfristige Schmerzreduktion.

Belastungssteigerung

Belastungssteigerung im Wiederaufbautraining ist essenziell für den Heilungsprozess und die langfristige Schmerzfreiheit. Nach der initialen Ruhephase gilt es, die Belastung systematisch und kontrolliert zu erhöhen. Das bedeutet, sowohl die Intensität als auch die Dauer der Aktivitäten langsam zu steigern. Eine zu schnelle Belastungssteigerung kann zu erneuten Schmerzen oder gar Verletzungen führen, während eine zu langsame Progression den Heilungsprozess verzögern kann [s89]. Die Steigerung sollte sich an den individuellen Schmerzgrenzen orientieren und bei jeder Übungseinheit minimal gesteigert werden. So könnte man z.B. beim Gehen die Distanz wöchentlich um einige hundert Meter erweitern oder die Dauer um wenige Minuten verlängern. Ähnlich verhält es sich mit Kraftübungen: Hier kann die Belastung durch Erhöhung des Gewichts, der Wiederholungszahl oder der Satzanzahl erfolgen. Wichtig ist, auf die Signale des Körpers zu achten und bei auftretenden Schmerzen die Belastung zu reduzieren oder die Übung zu pausieren [s90]. Ein multidisziplinärer Ansatz, der verschiedene Trainingsformen wie aerobe Aktivitäten, Dehnübungen und Krafttraining kombiniert, ist dabei effektiver als ein einseitiges Programm [s90]. Regelmäßige Bewegung kann das Risiko für erneute Rückenschmerzen deutlich senken und die allgemeine Fitness verbessern [s91]. Die langfristige Integration von Bewegungsaktivitäten in den Alltag ist daher entscheidend für den nachhaltigen Erfolg der Therapie.

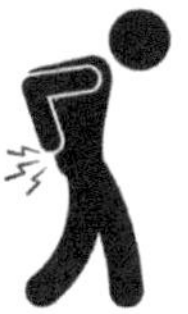

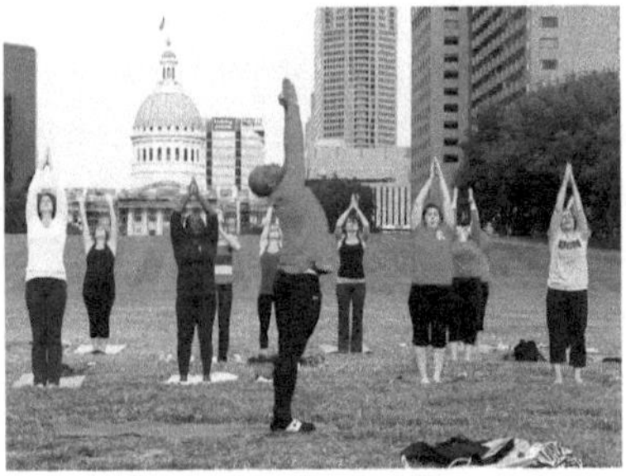

Dehnübung [i15]

Gut zu wissen

Aerob

Sauerstoffabhängig. Aerobe Aktivitäten wie Schwimmen oder Radfahren verbessern die Ausdauer und fördern die Durchblutung, was die Regeneration unterstützt.

Multidisziplinär

Bezieht sich auf die Kombination verschiedener Therapie- und Trainingsansätze, um eine umfassende Behandlung zu gewährleisten und unterschiedliche Aspekte der Rückengesundheit zu berücksichtigen.

Progression

Schrittweise Steigerung der Trainingsbelastung, um den Körper an höhere Anforderungen zu gewöhnen und Überlastung zu vermeiden. Eine zu schnelle Progression kann das Risiko für erneute Rückenschmerzen erhöhen.

Rückenschmerzen: Belastung, Regeneration und Zeit

Auswirkung aktiver Regeneration auf Rückenschmerzen basierend auf Belastung und investierter Zeit.

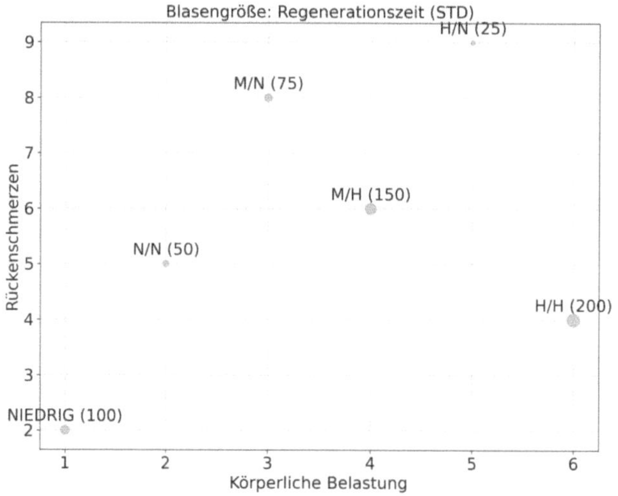

Blasengröße: Regenerationszeit (STD)

H/H: Hohe Belastung, Hohe Regeneration	H/N: Hohe Belastung, Niedrige Regeneration
M/H: Mittlere Belastung, Hohe Regeneration	M/N: Mittlere Belastung, Niedrige Regeneration
NIEDRIG: Niedrige Belastung, Hohe Regeneration	N/N: Niedrige Belastung, Niedrige Regeneration

Höhere Belastung korreliert generell mit verstärkten Rückenschmerzen. Allerdings scheint mehr Zeit in aktiver Regeneration die Schmerzen zu mindern, selbst bei hoher Belastung. Begrenzte Regenerationszeit kann auch bei geringerer Belastung zu erheblichen Schmerzen führen. Der effektivste Ansatz scheint die Kombination aus geringerer Belastung mit erhöhter aktiver Regeneration zu sein.

Konkrete Ratschläge

- Verbinden Sie Ihre bewusste Atmung mit sanften, wiegenden Bewegungen Ihres Oberkörpers, um Ihre Wirbelsäule zu mobilisieren und zu entspannen.
- Nutzen Sie die Pausen zwischen anstrengenden Tätigkeiten, um sich kurz auf den Boden zu legen und Ihre Beine an eine Wand hochzulegen. So entlasten Sie Ihren Rücken und fördern den venösen Rückfluss.
- Spüren Sie in Ihren Körper hinein und identifizieren Sie Bereiche mit Restspannung. Lösen Sie diese gezielt durch sanftes Dehnen, Kneten oder Massieren.
- Entwickeln Sie ein Gefühl für die natürliche Bewegung Ihrer Wirbelsäule, indem Sie sich vorstellen, wie eine Welle durch Ihren Körper fließt, vom Kopf bis zu den Füßen.
- Steigern Sie Ihr Körperbewusstsein, indem Sie Ihre Bewegungen verlangsamen und jeden einzelnen Schritt, jede Drehung und jede Beugung bewusst wahrnehmen.
- Experimentieren Sie mit verschiedenen Temperaturen: Wechselduschen oder warme Bäder können die Durchblutung fördern und die Regeneration unterstützen.
- Lassen Sie Ihren Gefühlen freien Lauf: Tanzen Sie drauf los oder singen Sie laut mit, um emotionale Blockaden zu lösen und neue Energie zu gewinnen.
- Umgeben Sie sich mit positiven Sinneseindrücken: Lauschen Sie entspannender Musik, betrachten Sie schöne Bilder oder genießen Sie wohltuende Düfte.
- Schaffen Sie sich kleine Ruheoasen im Alltag, in denen Sie bewusst abschalten und Ihre Batterien wieder aufladen können.

4. 2 Schmerzmanagement

Effektives Schmerzmanagement ist zentral für Heilung und Linderung von Rückenschmerzen. Es geht über die reine Schmerzmessung hinaus und umfasst die detaillierte Erfassung der Schmerzqualität, Lokalisation und individueller Einflussfaktoren. Diese präzise Analyse bildet die Grundlage für eine erfolgreiche Therapie. Neben medikamentöser Behandlung und professioneller Betreuung spielen Selbsthilfetechniken eine entscheidende Rolle. Aktive Strategien zur Schmerzbewältigung, Entspannungstechniken und die Veränderung negativer Denkmuster ermöglichen es, aktiv Einfluss auf das Schmerzempfinden zu nehmen. Erfahren Sie in diesem Kapitel, wie Sie Schmerzen effektiv managen und Ihre Lebensqualität nachhaltig verbessern können.

Eine umfassende Schmerzbewertung, die sowohl die subjektive Schmerzerfahrung des Patienten als auch objektive Befunde berücksichtigt, ist entscheidend für eine effektive Schmerztherapie.

Dorsalgie-Kontrolle

Dorsalgie-Kontrolle zielt auf eine umfassende Schmerzlinderung und Funktionsverbesserung ab. Ein wichtiger Aspekt ist die gründliche Schmerzbewertung, die über die reine Angabe der Schmerzintensität auf einer Skala von 0 bis 10 hinausgeht [s92]. Sie umfasst die Beschreibung des Schmerzes mit eigenen Worten, die Lokalisation, die Dauer sowie Faktoren, die den Schmerz auslösen oder lindern [s92]. Etwa kann ein stechender Schmerz im unteren Rückenbereich, der beim Bücken auftritt und durch Wärme gelindert wird, wertvolle Hinweise für die Therapie liefern. Darüber hinaus ist die Berücksichtigung individueller Faktoren wie Überzeugungen und Vorwissen über Schmerz relevant, da diese das Schmerzempfinden und die Reaktion auf die Behandlung beeinflussen können [s92]. Besonders bei Patienten, die sich verbal nicht äußern können oder kognitiv eingeschränkt sind, sind alternative Bewertungsmethoden erforderlich [s92]. Die Validierung aller Schmerzberichte als gültig ist entscheidend für eine mitfühlende und ethische Schmerzbehandlung [s93]. Die qualitative Schmerzgeschichte, also die detaillierte Schilderung der Schmerzerfahrung durch den Patienten, bietet den besten Einblick in die subjektive Schmerzwahrnehmung [s93]. Durch die Kombination qualitativer und quantitativer Methoden – wie Schmerzskalen und körperliche Untersuchungen – entsteht ein umfassendes Bild [s93]. Die sogenannte Triangulation der Daten aus verschiedenen Quellen hilft, die Prozesse zu verstehen, die zu den Schmerzberichten führen [s93].

Die Behandlung von Rückenschmerzen erfolgt in der Regel stufenweise [s94]. Zunächst kommen nicht-opioide Schmerzmittel wie NSAR oder Paracetamol zum Einsatz [s94]. Bei stärkeren Schmerzen können schwache Opioide hinzugefügt werden [s95]. Erst bei schwerwiegenden, anhaltenden Schmerzen und unter Berücksichtigung der Risiken von Abhängigkeit und Überdosierung werden potentere Opioide in Erwägung gezogen [s94]. Ergänzend können sogenannte adjuvante Medikamente wie Antidepressiva oder Antikonvulsiva verabreicht werden, die in bestimmten Fällen sogar die erste Behandlungsoption darstellen [s95]. Nicht-pharmakologische Verfahren, etwa Physiotherapie, sind ebenfalls wichtiger Bestandteil der Dorsalgie-Kontrolle [s94]. Interventionelle Verfahren wie die Rückenmarkstimulation kommen bei Patienten infrage, die auf konservative Therapien nicht ausreichend ansprechen [s94]. Die Behandlung sollte individuell angepasst und regelmäßig überprüft werden, um die Wirksamkeit zu maximieren und Nebenwirkungen zu minimieren [s94] [s95]. Die Berücksichtigung von Begleiterkrankungen, insbesondere psychischer Erkrankungen wie Depressionen, ist essenziell für eine erfolgreiche Schmerztherapie und die Verbesserung der Lebensqualität [s94].

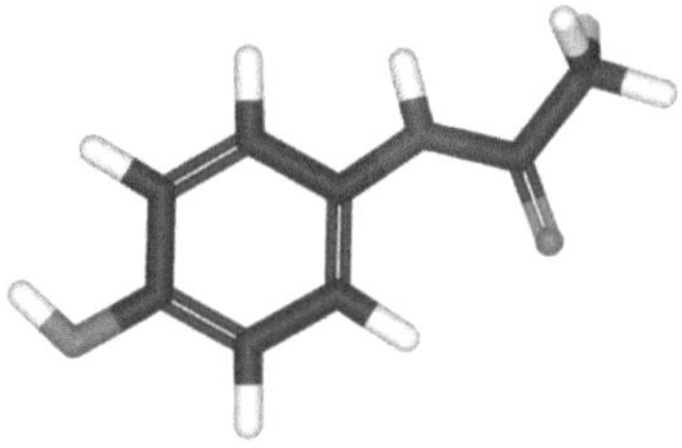

Paracetamol [i16]

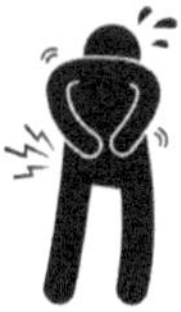

Gut zu wissen

Adjuvante Medikamente
Medikamente, die zusätzlich zu Schmerzmitteln eingesetzt werden, um deren Wirkung zu verstärken oder andere Symptome zu behandeln, die mit den Schmerzen einhergehen können, wie z.B. Depressionen oder Schlafstörungen.

Interventionelle Verfahren
Medizinische Verfahren, die minimalinvasiv durchgeführt werden, um Schmerzen zu behandeln, z.B. Injektionen oder Rückenmarkstimulation.

Konservative Therapien
Nicht-operative Behandlungsmethoden, wie z.B. Physiotherapie, Medikamente oder physikalische Therapie.

Paracetamol
Ein weit verbreitetes Schmerzmittel und Fiebermittel.

Schmerzbewertung
Der Prozess der systematischen Erfassung und Interpretation von Informationen über die Schmerzen eines Patienten, einschließlich der Schmerzintensität, -qualität, -lokalisation und -dauer, sowie der Faktoren, die den Schmerz beeinflussen.

Triangulation
Methode zur Überprüfung der Gültigkeit von Informationen durch den Vergleich von Daten aus verschiedenen Quellen.

Schmerzmanagement-Techniken bei Rückenschmerzen

Verteilung der Schmerzmanagement-Techniken bei Rückenschmerzen.

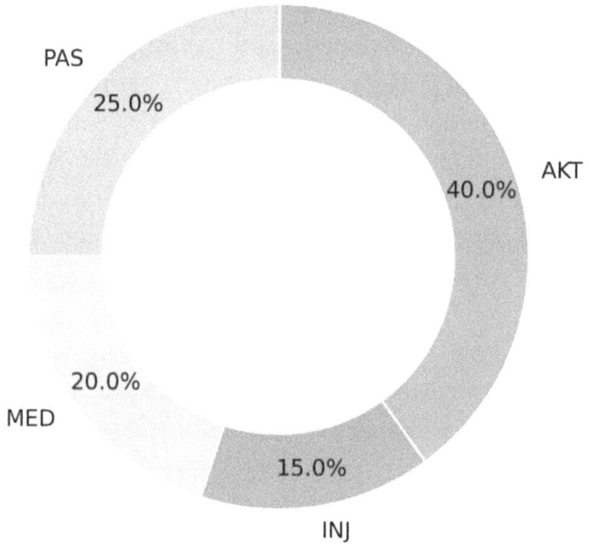

AKT: Aktive Therapien (z.B. Bewegung, Physiotherapie)

INJ: Injektionen (z.B. Steroide, Nervenblockaden)

MED: Medikamente (z.B. NSAR, Muskelrelaxanzien)

PAS: Passive Therapien (z.B. Massage, Wärme/Kälte)

Die Grafik zeigt die Verteilung verschiedener Schmerzmanagement-Ansätze bei Rückenschmerzen. Ein bedeutender Anteil entfällt auf aktive Therapien wie Bewegung, was deren Wichtigkeit unterstreicht. Passive Therapien spielen ebenfalls eine Rolle, während Medikamente und Injektionen zusätzliche Unterstützung bieten. Der Fokus auf aktive Therapien deutet auf einen ganzheitlichen Ansatz im Schmerzmanagement hin, der die Patientenermächtigung und langfristige Linderung durch Bewegung und Kräftigung betont.

Selbsthilfetechniken

Selbsthilfe spielt eine entscheidende Rolle im Umgang mit Rückenschmerzen. Neben der medikamentösen Therapie und professionellen Behandlungen gibt es eine Reihe von Maßnahmen, die Betroffene selbst ergreifen können, um ihre Beschwerden zu lindern und ihre Lebensqualität zu verbessern [s96]. Aktive Strategien zur Schmerzbewältigung sind dabei besonders wichtig. Anstatt sich passiv vom Schmerz kontrollieren zu lassen, können Patienten lernen, aktiv Einfluss auf ihr Schmerzempfinden zu nehmen. Ein wichtiger Aspekt ist die Förderung der selbstwirksamkeit, also des Vertrauens in die eigene Fähigkeit, mit Schmerzen umzugehen und diese zu kontrollieren [s96]. Dieses Vertrauen kann durch das Erlernen und Anwenden von verschiedenen Selbsthilfetechniken gestärkt werden.

Dazu gehören unter anderem nicht-pharmakologische Ansätze wie Entspannungsverfahren, Musik- oder Visualisierungstherapie und Biofeedback [s97]. Diese Methoden können helfen, die Schmerzwahrnehmung zu beeinflussen und die Entspannung zu fördern. Auch die Integration positiver Aktivitäten in den Alltag kann dazu beitragen, die Schmerzintensität zu reduzieren und die Stimmung zu verbessern [s96]. Ein Spaziergang im Park, ein Treffen mit Freunden oder die Beschäftigung mit einem Hobby können positive Emotionen hervorrufen und so den Schmerz in den Hintergrund treten lassen. Ein weiterer wichtiger Bestandteil der Selbsthilfe ist die kognitive_verhaltenstherapie. Diese Therapieform hilft Patienten, negative Gedankenmuster und Verhaltensweisen, die den Schmerz verstärken, zu erkennen und zu verändern [s96]. Ein Beispiel hierfür ist das sogenannte Katastrophisieren, also die Tendenz, Schmerzen

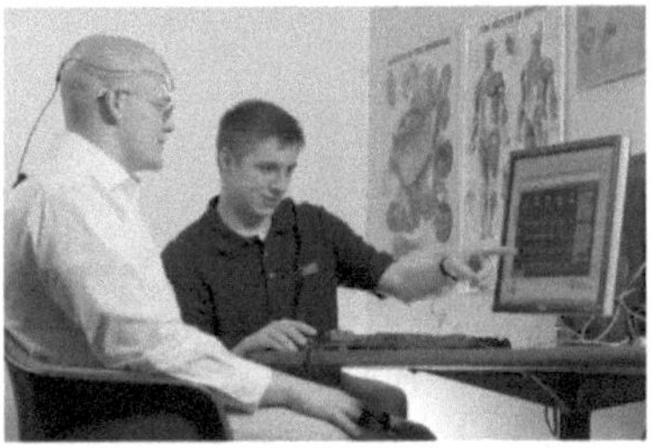

Biofeedback [i17]

übermäßig negativ zu bewerten und die schlimmstmöglichen Folgen zu erwarten. Durch kognitive Verhaltenstherapie lernen Betroffene, diese negativen Gedankenmuster zu hinterfragen und durch realistischere und hilfreichere Gedanken zu ersetzen. Um die Selbsthilfetechniken effektiv anzuwenden, ist es wichtig, dass Patienten die notwendigen Informationen und Anleitungen erhalten. Die Vermittlung von Wissen über Schmerzmechanismen, Behandlungsmöglichkeiten und Selbsthilfemethoden sollte an die jeweilige Gesundheitskompetenz der Patienten angepasst sein [s98]. Eine klare und verständliche Sprache sowie die Verwendung von spezifischen Informationen können das Verständnis erleichtern. Die Teach-back-Methode, bei der Patienten das Gelernte in eigenen Worten wiedergeben, kann dazu beitragen, Missverständnisse zu identifizieren und zu klären [s99]. Durch eine individualisierte und strukturierte Schmerzaufklärung können Patienten befähigt werden, aktiv an ihrem Schmerzmanagement mitzuwirken und ihre Selbstmanagementfähigkeiten zu verbessern [s98] [s99]. So können sie ihre Schmerzen besser kontrollieren und ihre Lebensqualität steigern.

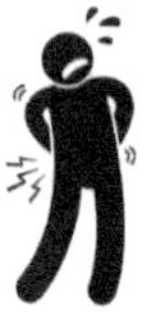

Wirksamkeit von Selbsthilfetechniken bei Rückenschmerzen

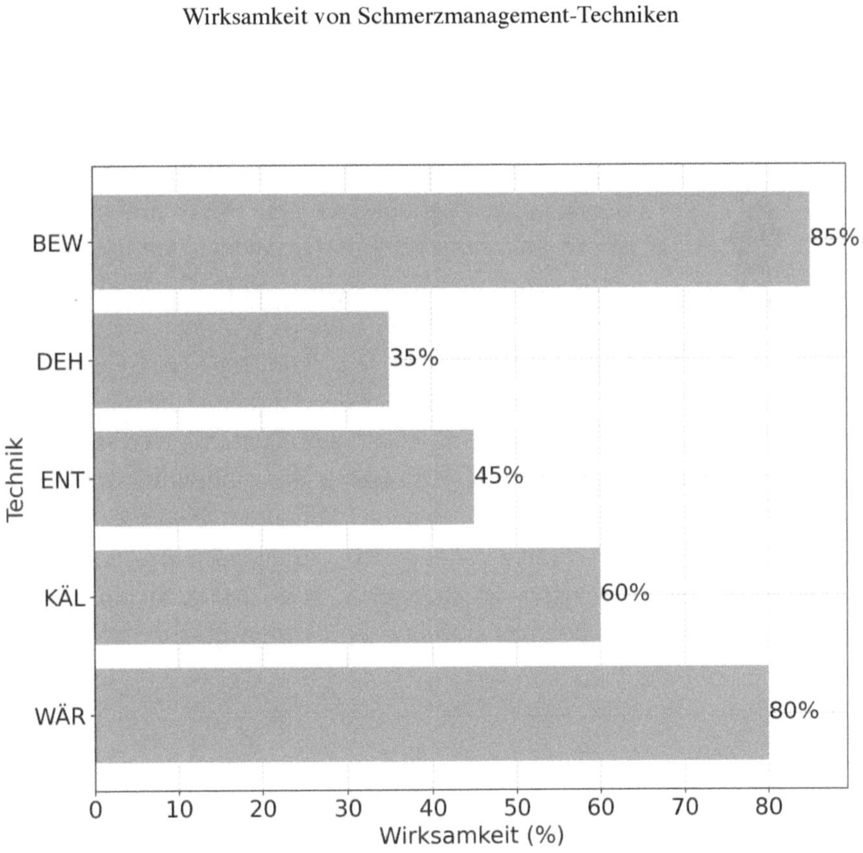

BEW: Bewegung
DEH: Dehnen
ENT: Entspannung
KÄL: Kältetherapie
WÄR: Wärmetherapie

Das horizontale Balkendiagramm visualisiert die relative Wirksamkeit verschiedener Selbsthilfetechniken bei Rückenschmerzen. Wärmetherapie und Bewegung zeigen die höchste Wirksamkeit, während Entspannungstechniken und die Anwendung von Kälte weniger wirksam erscheinen. Regelmäßiges Dehnen erzielt eine mittlere Wirksamkeit.

Stabilisierungsübungen

Stabilisierungsübungen konzentrieren sich auf die Stärkung der tiefliegenden Muskulatur rund um die Wirbelsäule, die für deren Stabilität und die Kontrolle von Bewegungen verantwortlich ist [s100]. Ein wichtiger Aspekt ist die gezielte Aktivierung des Multifidus-Muskels, einem Teil dieser tiefen Kernmuskulatur, der maßgeblich zur funktionellen Stabilität beiträgt und dessen gezieltes Training Schmerzen reduzieren kann [s100]. Die Übungen zielen darauf ab, die neuromuskuläre Kontrolle – also das Zusammenspiel von Nerven und Muskeln – und die allgemeine funktionale Stabilität wiederherzustellen [s100]. Dies ist besonders wichtig, da Rückenschmerzen oft mit einer Hemmung der Muskelaktivität und daraus resultierenden Bewegungseinschränkungen einhergehen [s100]. Ein Trainingsplan sollte individuell auf die Bedürfnisse und funktionellen Ziele des Patienten abgestimmt sein, unter anderem auf die Verbesserung der Bewegungsqualität [s100]. Ein frühzeitiger Beginn mit stabilisierenden Übungen, etwa 4-6 Wochen nach einer Operation wie einer Lumbaldiscektomie, wird empfohlen, um die Rehabilitation zu fördern und positive Auswirkungen auf Schmerz, Funktionseinschränkungen und Lebensqualität zu erzielen [s101]. Studien belegen, dass solche Übungsprogramme nicht nur die Schmerzintensität verringern, sondern auch die Muskelkraft verbessern und die Rückkehr zur Arbeit beschleunigen können [s101]. So kann unter anderem durch die verbesserte Rumpfstabilität die Belastung auf die Wirbelsäule reduziert und die Körperhaltung optimiert werden, was wiederum zu einer Schmerzlinderung beiträgt.

Gut zu wissen

Funktionelle Stabilität

Funktionelle Stabilität bezieht sich auf die Fähigkeit des Körpers, Bewegungen kontrolliert und effizient auszuführen. Eine gute funktionelle Stabilität ist wichtig für die Vermeidung von Verletzungen und die Bewältigung alltäglicher Belastungen. Bei Rückenschmerzen kann die funktionelle Stabilität beeinträchtigt sein. Stabilisierungsübungen zielen darauf ab, die funktionelle Stabilität zu verbessern, indem sie die Muskeln stärken, die die Wirbelsäule stützen und kontrollieren.

Neuromuskuläre Kontrolle

Die neuromuskuläre Kontrolle beschreibt das Zusammenspiel zwischen Nerven und Muskeln. Sie ermöglicht die präzise Steuerung von Bewegungen. Rückenschmerzen können diese Kontrolle stören. Übungen zur Verbesserung der neuromuskulären Kontrolle zielen darauf ab, die Kommunikation zwischen Nerven und Muskeln zu optimieren und so die Bewegungsqualität und -kontrolle zu verbessern, was Schmerzen reduzieren kann.

Stabilisierungsübungen

Stabilisierungsübungen sind Übungen, die die Muskeln um die Wirbelsäule kräftigen. Diese Muskeln helfen, die Wirbelsäule zu stützen und zu bewegen. Bei Rückenschmerzen können diese Muskeln schwach sein, was zu mehr Schmerzen und Bewegungseinschränkungen führen kann.
Stabilisierungsübungen helfen, diese Muskeln zu stärken und so die Schmerzen zu lindern und die Beweglichkeit zu verbessern.

Wichtige stabilisierende Übungen gegen Rückenschmerzen

Verteilung der Kernstabilisationsübungen für das Rückenschmerzmanagement.

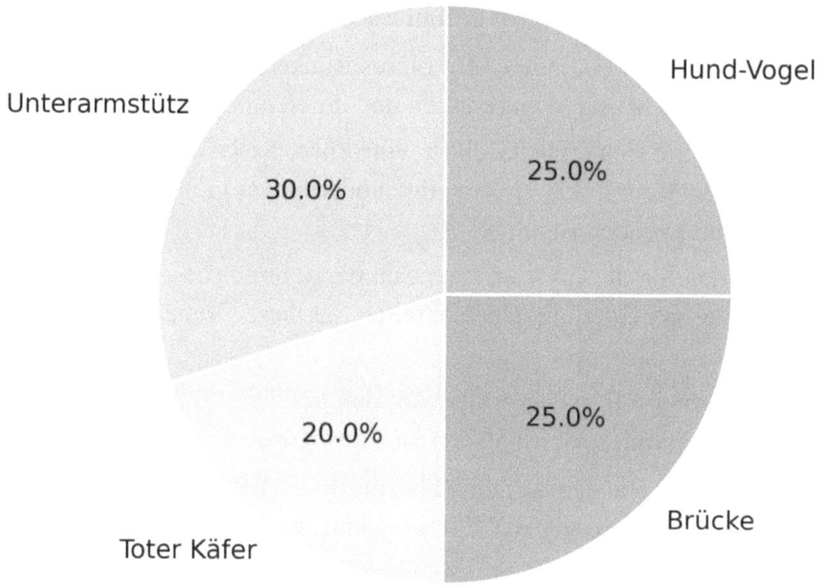

BDG: Hund-Vogel
BRI: Brücke
DBG: Toter Käfer
PLK: Unterarmstütz

Diese Grafik unterstreicht die Bedeutung eines ausgewogenen Ansatzes zur Kernstabilisierung. Während der Unterarmstütz eine grundlegende Übung ist, gewährleistet die Einbeziehung von Brücken, Hund-Vogel und totem Käfer eine umfassende Stärkung verschiedener Muskelgruppen, die für die Wirbelsäulenstabilität und Schmerzreduktion entscheidend sind. Die Priorisierung dieser Übungen kann die Haltung verbessern, Schmerzauslöser reduzieren und die allgemeine Bewegungsfunktion steigern.

Konkrete Ratschläge

- Spüren Sie bewusst die Flächen Ihres Körpers, die den Boden oder die Unterlage berühren und verteilen Sie Ihr Gewicht gleichmäßig.
- Richten Sie Ihre Aufmerksamkeit auf Ihren Atem und beobachten Sie, wie sich Ihr Brustkorb und Bauch beim Ein- und Ausatmen heben und senken. Nutzen Sie den Atem, um die Schmerzwahrnehmung zu beeinflussen.
- Entwickeln Sie ein inneres Bild Ihres Rückens und visualisieren Sie, wie sich die Muskeln entspannen und die Schmerzen nachlassen.
- Nehmen Sie sich täglich Zeit für eine kurze Selbstmassage. Streichen Sie mit den Fingerspitzen oder einem Igelball sanft über die schmerzenden Bereiche.
- Erkunden Sie die Grenzen Ihrer Schmerztoleranz durch sanfte Bewegungssteigerung. Überschreiten Sie diese Grenzen jedoch nicht.
- Verändern Sie Ihre Perspektive auf den Schmerz. Betrachten Sie ihn nicht als Feind, sondern als Signal Ihres Körpers.
- Akzeptieren Sie den Schmerz als Teil Ihres Heilungsprozesses und konzentrieren Sie sich auf Ihre Fortschritte.
- Suchen Sie sich einen ruhigen Ort und lauschen Sie den Geräuschen Ihrer Umgebung. Diese Übung lenkt die Aufmerksamkeit vom Schmerz ab.
- Stellen Sie sich vor, wie mit jedem Atemzug frische Energie in Ihren Körper strömt und die Schmerzen sanft wegspült.
- Lenken Sie Ihre Aufmerksamkeit auf positive Körperempfindungen, wie Wärme, Kribbeln oder Entspannung.

4. 3 Nachhaltige Heilung

Nachhaltige Heilung von Rückenschmerzen erfordert mehr als nur die Behandlung akuter Beschwerden. Sie umfasst die Anpassung von Verhaltensweisen und die Entwicklung langfristiger Strategien, um Rückfällen vorzubeugen und die Lebensqualität zu verbessern. Dies beinhaltet die Berücksichtigung körperlicher, psychischer und sozialer Faktoren, die den Heilungsprozess beeinflussen. Chronische Rückenschmerzen sind komplex und erfordern einen ganzheitlichen Ansatz. Erfolgreiche Strategien berücksichtigen die individuellen Lebensumstände und kombinieren verschiedene Therapieformen mit Änderungen der Lebensführung. Dieser Weg mag herausfordernd sein, doch er führt zu einem nachhaltigen Umgang mit Schmerzen und einem verbesserten Wohlbefinden. Lesen Sie weiter, um die Grundlagen für Ihre nachhaltige Heilung zu entdecken.

Nachhaltige Heilung von Rückenschmerzen bedeutet, Rückfälle als Chancen zur Optimierung der Genesungsstrategie zu sehen und langfristig Lebensstil und Denkweise zu ändern.

Rückfallvorbeugung

Rückfallvorbeugung ist für die langfristige Genesung von Rückenschmerzen entscheidend. Ein Rückfall ist kein Zeichen für ein Scheitern der Therapie, sondern ein Bestandteil des Genesungsprozesses [s102]. Er signalisiert die Notwendigkeit, die Behandlungsstrategie anzupassen. So kann z.B. die bisherige Therapie modifiziert oder eine neue Behandlungsmethode ausprobiert werden [s102]. Die frühzeitige Erkennung von Warnsignalen ist für eine erfolgreiche Rückfallvorbeugung von großer Bedeutung [s103]. Rückfälle entstehen häufig durch das Missachten grundlegender Regeln und das Vermeiden notwendiger Änderungen der Lebensführung [s103]. Kognitive Therapie und Körper-Geist-Entspannung helfen, gesunde Bewältigungsstrategien zu erlernen und so Rückfällen vorzubeugen [s103]. Ein Patient, der regelmäßig leichte Dehnübungen in seinen Alltag integriert, verbessert seine Beweglichkeit und stärkt die Rückenmuskulatur, wodurch das Risiko eines erneuten Schmerzes reduziert wird. Rückfälle bieten die Chance, die Ursachen zu analysieren und die Genesungsstrategie zu optimieren [s104]. Sie sind Teil eines Lernprozesses, der zu einem nachhaltigen Verhaltenswandel beiträgt [s104]. Anstatt einen Rückfall als endgültiges Scheitern zu betrachten, sollte er als Chance begriffen werden, die eigenen Strategien zu verbessern [s104].

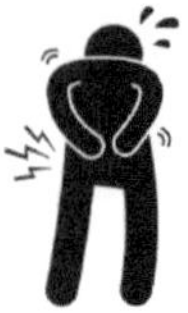

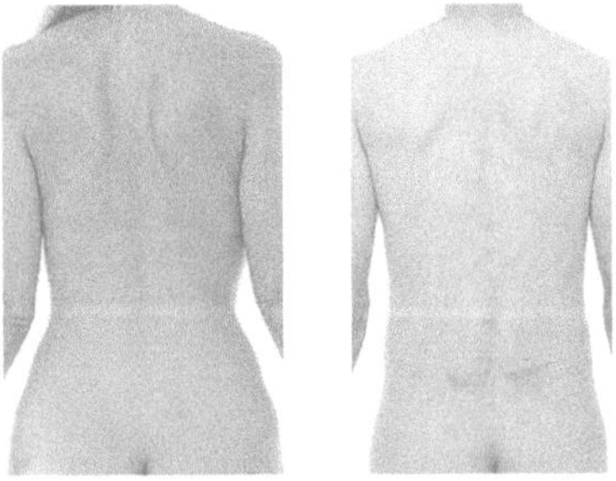

Rückenmuskulatur [i18]

Gut zu wissen

Körper-Geist-Entspannung
Techniken, die Körper und Geist miteinander verbinden, um Stress abzubauen und die Entspannung zu fördern. Beispiele hierfür sind Yoga, Meditation und Tai Chi. Diese Praktiken können helfen, Muskelverspannungen zu lösen und die Schmerztoleranz zu verbessern.

Kognitive Therapie
Eine Form der Psychotherapie, die darauf abzielt, negative Gedankenmuster und Verhaltensweisen zu erkennen und zu verändern, die zu Rückenschmerzen beitragen oder diese verschlimmern können. Sie hilft, die Wahrnehmung von Schmerzen und die Reaktionen darauf zu beeinflussen.

Rückfallvorbeugung
Maßnahmen, die ergriffen werden, um das Wiederauftreten von Rückenschmerzen nach einer Behandlung zu verhindern. Sie konzentrieren sich auf langfristige Strategien zur Stärkung des Rückens und Änderung von Verhaltensweisen, die zu Schmerzen führen können.

Vorbeugung von Rückenschmerz-Rückfällen

Vergleich vorbeugender Maßnahmen

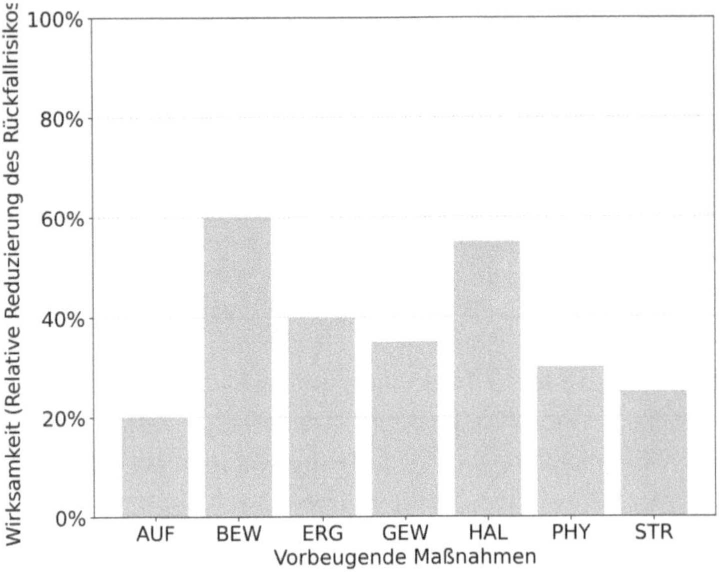

AUF: Rückenaufklärung

BEW: Regelmäßige Bewegung

ERG: Ergonomische Einrichtung

GEW: Gewichtsmanagement

HAL: Korrekte Haltung

PHY: Physiotherapie

STR: Stressmanagement

Diese Grafik zeigt die Wirksamkeit verschiedener vorbeugender Maßnahmen gegen Rückenschmerz-Rückfälle. Regelmäßige Bewegung und die Aufrechterhaltung einer korrekten Körperhaltung zeigen die größte Wirkung, was auf ihre entscheidende Rolle für die langfristige Rückengesundheit hinweist. Während professionelle Anleitung (wie Physiotherapie) wertvoll ist, ist ihre Wirkung in dieser Darstellung weniger ausgeprägt, möglicherweise aufgrund ihrer zeitlich begrenzten Natur im Vergleich zu verwurzelten Gewohnheiten wie Bewegung und Haltung. Die Konzentration auf den Aufbau regelmäßiger Bewegungs- und Haltungsroutinen führt wahrscheinlich zu den bedeutendsten, nachhaltigen Ergebnissen bei der Vorbeugung zukünftiger Rückenprobleme.

Verhaltensanpassung

Verhaltensanpassung im Kontext von Rückenschmerzen bedeutet, Gewohnheiten und Denkmuster zu verändern, die den Heilungsprozess beeinträchtigen oder Schmerzen verstärken können [s105]. Chronische Schmerzen werden nicht allein durch körperliche Faktoren beeinflusst, sondern auch durch psychosoziale Aspekte wie Stress, frühere Traumata oder die Qualität sozialer Beziehungen [s105]. Negative Emotionen, unter anderem Angst oder depressive Verstimmungen, können die Schmerzwahrnehmung intensivieren, während positive Gefühle und eine optimistische Einstellung mit geringerer Schmerzintensität und verbesserter Funktionalität einhergehen [s105]. Ein wichtiger Aspekt ist die Selbstwirksamkeit – der Glaube an die eigene Fähigkeit, mit den Schmerzen umzugehen und aktiv zur Genesung beizutragen [s105]. Die Stärkung dieser Selbstwirksamkeit ist ein zentraler Schritt im Umgang mit Rückenschmerzen. Neben der mentalen Einstellung beeinflussen auch alltägliche Verhaltensweisen den Heilungsprozess. Eine ausgewogene Ernährung und regelmäßige Bewegung, auch in Form leichter Dehnübungen, tragen nicht nur zur Gewichtskontrolle bei, sondern fördern auch die Beweglichkeit und stärken die Rückenmuskulatur [s106]. Entspannungstechniken können helfen, Stress abzubauen und die Schmerzwahrnehmung zu reduzieren [s106]. Wer unter Rückenschmerzen leidet, sollte seinen Alltag daraufhin überprüfen, welche Aktivitäten die Schmerzen verschlimmern und welche Linderung verschaffen. Anstatt sich ausschließlich auf Medikamente zu verlassen, ist es ratsam, präventiv aktiv zu werden und langfristig die Lebensgewohnheiten anzupassen [s106]. Ein Patient, der beispielsweise nach einem langen Arbeitstag am Schreibtisch regelmäßig kurze Spaziergänge einlegt und leichte Rückenübungen durchführt, kann so aktiv Verspannungen lösen und seine Muskulatur kräftigen. Dieser multimodale Ansatz, der verschiedene Therapieformen und Lebensstiländerungen kombiniert, ist entscheidend für eine nachhaltige Schmerzbewältigung [s106]. Dabei ist es wichtig, die individuellen Lebensumstände und Begleiterkrankungen des Patienten zu berücksichtigen [s106].

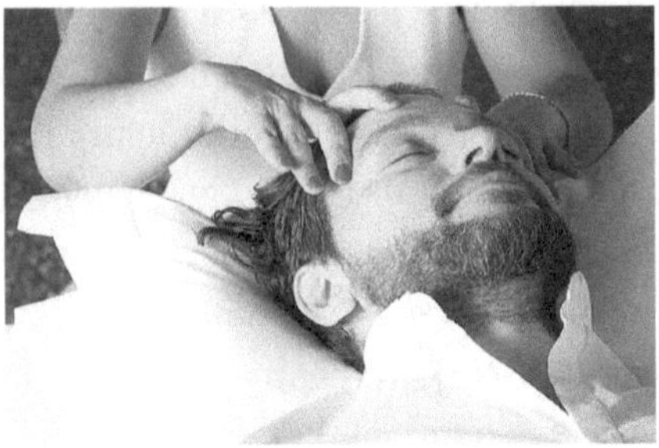

Entspannungstechniken [i19]

Gut zu wissen

Chronische Schmerzen

Dauern über einen längeren Zeitraum an und können auch nach Abklingen der ursprünglichen Verletzung oder Erkrankung bestehen bleiben. Sie erfordern oft einen umfassenden Behandlungsansatz, der sowohl körperliche als auch psychosoziale Faktoren berücksichtigt.

Multimodaler Ansatz

Kombiniert verschiedene Therapieformen und Lebensstiländerungen, um eine umfassende Behandlung zu gewährleisten. Dieser Ansatz berücksichtigt die individuellen Bedürfnisse des Patienten und zielt auf eine langfristige Verbesserung der Gesundheit ab.

Psychosoziale Aspekte

Beziehen sich auf die Wechselwirkung zwischen psychologischen und sozialen Faktoren. Im Kontext von Rückenschmerzen spielen Stress, soziale Unterstützung und emotionales Wohlbefinden eine wichtige Rolle für den Heilungsprozess.

Schmerzreduktion durch Verhaltensänderung

Korrelation zwischen Verhaltensanpassung und Schmerzniveau.

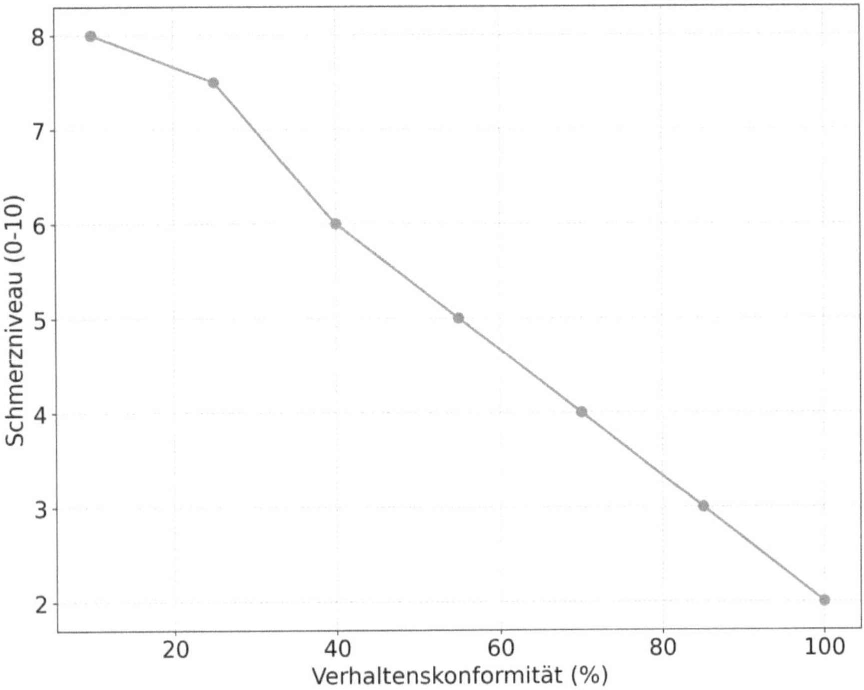

Der Graph zeigt einen allgemeinen Trend abnehmender Schmerzniveaus bei zunehmender Einhaltung der vorgeschriebenen Verhaltensänderungen. Anfängliche Fortschritte können langsam sein, aber konsequente Bemühungen führen im Laufe der Zeit zu einer signifikanteren und nachhaltigeren Schmerzreduktion. Plateaus können auftreten, was die Bedeutung der kontinuierlichen Einhaltung und möglicher Anpassungen des Verhaltensplans unterstreicht.

Langfristige Strategien

Langfristige Strategien zur Bewältigung von Rückenschmerzen zielen auf nachhaltige Veränderungen im Lebensstil und der Denkweise ab. Der biopsychosoziale Ansatz verdeutlicht die vielschichtigen Einflüsse auf Schmerzempfinden und körperliche Einschränkungen [s107]. Physiologische, psychologische und soziale Faktoren wirken dabei zusammen. So können positive Emotionen und eine optimistische Grundeinstellung die Schmerzwahrnehmung beeinflussen und die Funktionalität verbessern, indem sie als eine Art Puffer gegen die negativen Auswirkungen von Schmerzen wirken [s107]. Umgekehrt können negative soziale Interaktionen oder traumatische Erlebnisse die Schmerzbelastung verstärken [s107]. Ein Patient, der beispielsweise Rückhalt und Verständnis in seinem sozialen Umfeld erfährt, kann Schmerzen oft besser bewältigen als jemand, der sich isoliert und unverstanden fühlt. Die eigene Überzeugung, Schmerzen kontrollieren und aktiv zur Genesung beitragen zu können (Selbstwirksamkeit), ist ebenfalls entscheidend für den Behandlungserfolg [s107]. Diese Selbstwirksamkeit kann durch verschiedene Methoden, wie kognitive_verhaltenstherapie oder Entspannungstechniken, gefördert werden. Neben der mentalen Einstellung spielen auch konkrete Verhaltensweisen eine Rolle. Regelmäßige Bewegung, rückengerechtes Verhalten im Alltag und eine ausgewogene Ernährung unterstützen die körperliche Gesundheit und können Schmerzen lindern. Wer beispielsweise im Büro arbeitet, kann durch regelmäßige kurze Bewegungspausen und ergonomische Anpassungen des Arbeitsplatzes Beschwerden vorbeugen. Entspannungstechniken, wie progressive_muskelentspannung oder achtsamkeitsuebungen, helfen, Stress abzubauen, der häufig Schmerzzustände verschlimmert. Die langfristige Strategie besteht darin, die individuellen Bedürfnisse und Lebensumstände zu berücksichtigen und einen persönlichen Umgang mit den Schmerzen zu

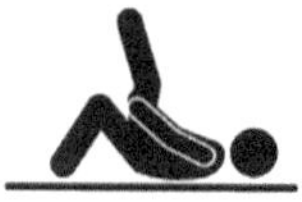

entwickeln, der sowohl körperliche als auch psychosoziale Aspekte einbezieht.

Gut zu wissen

Biopsychosozialer Ansatz

Dieser Ansatz betrachtet Rückenschmerzen nicht nur als rein körperliches Problem, sondern berücksichtigt auch die Wechselwirkungen zwischen biologischen, psychologischen und sozialen Faktoren, die zur Entstehung und Aufrechterhaltung von Schmerzen beitragen können. Eine ganzheitliche Behandlungsstrategie, die alle diese Aspekte berücksichtigt, ist für eine nachhaltige Heilung entscheidend.

Langfristige Strategien zum Umgang mit Rückenschmerzen

Verteilung wirksamer langfristiger Strategien zur Bewältigung von Rückenschmerzen.

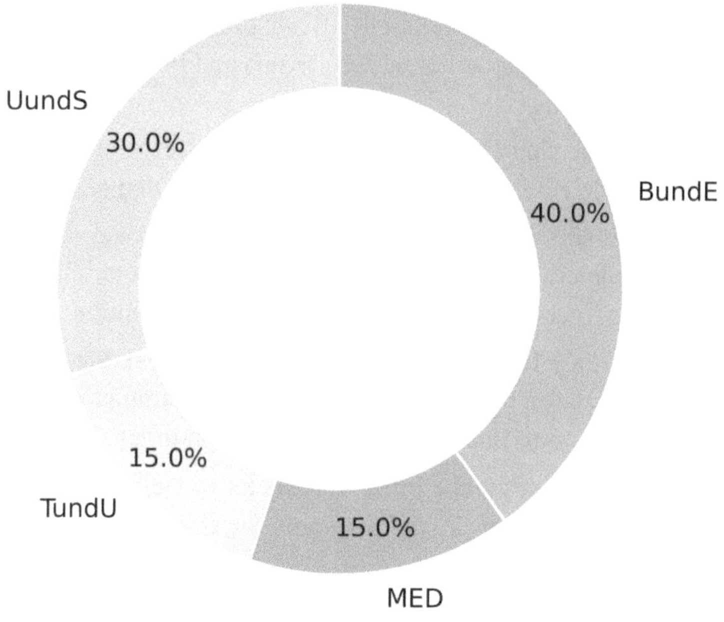

BundE: Bewegung und Exercise

TundU: Therapie und Unterstützung

MED: Medizinische Interventionen

UundS: Urteilsvermögen und Stressabbau

Das größte Segment unterstreicht die Bedeutung von Bewegung und Exercise und betont deren entscheidende Rolle bei der Genesung und langfristigen Rückengesundheit. Urteilsvermögen und Stressabbau stellt einen bedeutenden Anteil dar und zeigt den Einfluss psychologischer Faktoren auf das Schmerzmanagement. Medizinische Interventionen sowie Therapie und Unterstützung spielen jeweils eine, wenn auch kleinere Rolle, was die Notwendigkeit eines ganzheitlichen Ansatzes verdeutlicht, der körperliches und geistiges Wohlbefinden umfasst.

Konkrete Ratschläge

- Verbinden Sie Ihre Atmung mit der Bewegung: Atmen Sie beim Anheben oder Strecken tief ein und beim Senken oder Beugen aus.
- Stellen Sie sich Ihren Schmerz als greifbares Objekt vor und visualisieren Sie, wie er mit jeder Ausatmung kleiner wird und verschwindet.
- Entwickeln Sie ein persönliches Bewegungsmantra, das Sie während Ihrer Übungen wiederholen, z.B. "Kraft und Flexibilität wachsen mit jedem Atemzug".
- Schaffen Sie sich einen "Schmerz-Notfallkoffer" mit wohltuenden Dingen wie einem Wärmekissen, ätherischen Ölen oder Ihrer Lieblingsmusik.
- Führen Sie ein "Schmerz-Erfolgstagebuch": Notieren Sie, was Ihnen Linderung verschafft hat, um Ihre Strategien zu optimieren.
- Verändern Sie Ihre gewohnte Umgebung: Räumen Sie Ihren Schreibtisch um oder gestalten Sie Ihr Schlafzimmer neu, um frischen Wind in Ihren Heilungsprozess zu bringen.
- Lernen Sie, die Sprache Ihres Körpers zu verstehen: Achten Sie auf subtile Schmerzsignale und reagieren Sie frühzeitig, bevor sie sich verstärken.
- Suchen Sie sich einen "Schmerz-Buddy": Tauschen Sie sich mit einer Vertrauensperson über Ihre Erfahrungen aus und motivieren Sie sich gegenseitig.
- Entwickeln Sie ein Ritual, das den Abschluss eines Schmerzereignisses markiert, z.B. ein entspannendes Bad oder eine Meditation.
- Betrachten Sie Ihren Körper als Ihren Verbündeten im Heilungsprozess und pflegen Sie ihn mit Achtsamkeit und Respekt.

Rückblick - 4. Heilungsprozess und Linderung

Der Weg zur Heilung und Linderung von Rückenschmerzen ist ein individueller Prozess, der aktive Beteiligung und ein Verständnis für die komplexen Zusammenhänge zwischen Körper und Geist erfordert. Nach einer angemessenen Ruhephase, die der Schmerzintensität angepasst sein sollte, ist ein schrittweiser Aufbau von Aktivität entscheidend. Beginnen Sie mit sanften, aeroben Aktivitäten wie Schwimmen oder Spaziergängen. Achten Sie dabei stets auf Ihre Schmerzgrenze und steigern Sie die Intensität und Dauer der Belastung langsam und kontrolliert. Integrieren Sie von Anfang an Dehnübungen, um die Flexibilität der Rückenmuskulatur zu verbessern und Verspannungen zu lösen. Ergänzen Sie Ihr Programm durch gezieltes Krafttraining, das die Rumpfmuskulatur stärkt und die Wirbelsäule stabilisiert. Ein Physiotherapeut kann Ihnen dabei helfen, einen individuellen Trainingsplan zu erstellen und die Übungen korrekt auszuführen.

Die Kontrolle Ihrer Rückenschmerzen erfordert mehr als nur Bewegung. Eine umfassende Schmerzbewertung, die Ihre individuellen Schmerzerfahrungen, -auslöser und -linderungsfaktoren berücksichtigt, ist essenziell. Kommunizieren Sie offen mit Ihrem Arzt oder Therapeuten über die Art, Lokalisation und Intensität Ihrer Schmerzen. Scheuen Sie sich nicht, auch über Ihre Ängste und Sorgen zu sprechen. Neben der medikamentösen Therapie können Selbsthilfetechniken wie Entspannungstraining, Biofeedback oder kognitive Verhaltenstherapie Ihnen helfen, aktiv Einfluss auf Ihr Schmerzempfinden zu nehmen und Ihre Selbstwirksamkeit zu stärken. Integrieren Sie positive Aktivitäten in Ihren Alltag, die Ihnen Freude bereiten und Ihnen helfen, den Schmerz in den Hintergrund treten zu lassen.

Um Rückfällen vorzubeugen, ist es wichtig, Ihre Verhaltensweisen und Gewohnheiten langfristig zu analysieren und anzupassen. Achten Sie auf Warnsignale Ihres Körpers und reagieren Sie frühzeitig auf Veränderungen im Schmerzempfinden. Reflektieren Sie Ihre bisherigen Erfahrungen mit Rückenschmerzen und nutzen Sie diese, um Ihre Bewältigungsstrategien zu optimieren. Integrieren Sie rückengerechtes Verhalten in Ihren Alltag, sowohl am Arbeitsplatz als auch in Ihrer Freizeit. Ergänzen Sie Ihre Bewegungsroutine durch Körper-Geist-Entspannungstechniken wie Yoga oder Meditation, um Stress abzubauen und Ihre Schmerztoleranz zu verbessern.

Der Schlüssel zu einem langfristigen Erfolg liegt in einem ganzheitlichen Ansatz, der körperliche, psychische und soziale Faktoren berücksichtigt. Setzen Sie sich realistische Ziele und konzentrieren Sie sich auf kleine, aber stetige Fortschritte. Sehen Sie Rückfälle nicht als Misserfolge, sondern als wertvolle Lernerfahrungen auf Ihrem Weg zu einem schmerzfreien und aktiven Leben. Mit Geduld, Ausdauer und der richtigen Unterstützung können Sie Ihre Rückenschmerzen nachhaltig lindern und Ihre Lebensqualität verbessern.

5. Spezifische Übungsprogramme

Wer kennt nicht das Gefühl, wenn der Rücken wieder einmal zwickt und man sich fragt, welche Übungen wirklich helfen? Die richtige Kombination gezielter Bewegungen kann den entscheidenden Unterschied zwischen anhaltenden Beschwerden und nachhaltiger Besserung ausmachen. Ein durchdachtes Übungsprogramm berücksichtigt dabei sowohl die individuellen Bedürfnisse als auch wissenschaftlich fundierte Erkenntnisse zur Rückengesundheit. Dieses Kapitel zeigt Ihnen Schritt für Schritt, wie Sie Ihr persönliches Trainingsprogramm aufbauen und optimal in den Alltag integrieren. Lassen Sie uns gemeinsam entdecken, welche spezifischen Übungen Ihren Rücken nachhaltig stärken werden.

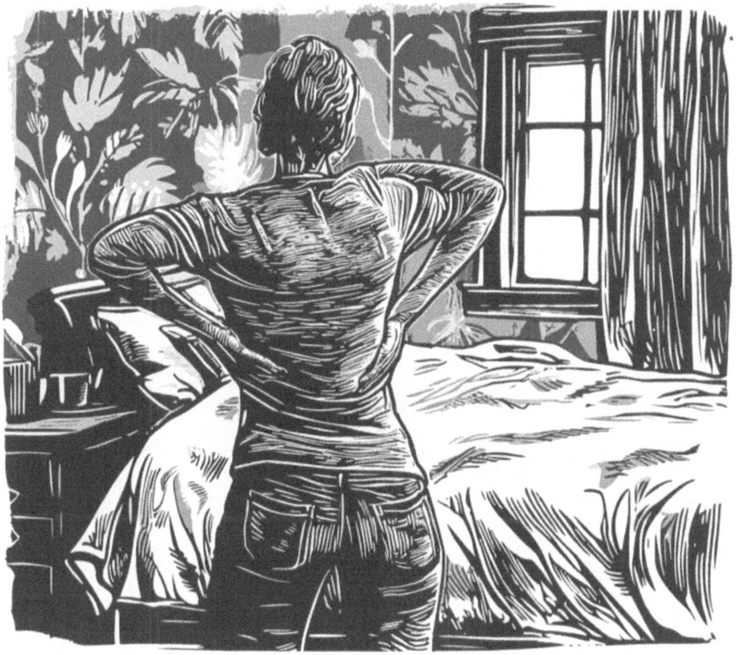

5. 1 Kräftigungsübungen

Rumpfstabilisation ist essentiell für einen gesunden Rücken. Defizite in der lokalen und globalen Rumpfmuskulatur können Schmerzen und Bewegungseinschränkungen verursachen. Kräftigungsübungen adressieren diese Probleme und verbessern die neuromuskuläre Kontrolle. Dieses Kapitel präsentiert spezifische Übungsprogramme, die sowohl zur Vorbeugung als auch zur Linderung von lumbalen Rückenbeschwerden und Kreuzschmerzen eingesetzt werden können. Sie lernen, wie gezieltes Training die Stabilität Ihrer Wirbelsäule verbessert und Ihre Lebensqualität steigert. Entdecken Sie jetzt effektive Übungen für einen starken und schmerzfreien Rücken.

Gezieltes Training der Tiefenmuskulatur, insbesondere in Kombination mit funktionellen Übungen, verbessert die Stabilität und reduziert Rückenschmerzen nachhaltig.

Rumpfstabilisation

Rumpfstabilisation beschreibt die Fähigkeit, die Wirbelsäule zu kontrollieren und innerhalb ihrer natürlichen Grenzen zu bewegen. Diese Fähigkeit beruht auf einem komplexen Zusammenspiel passiver Strukturen (z.B. Bänder), aktiver Muskulatur und neuronaler Steuerung [s108]. Vereinfacht gesagt, sorgt ein stabiler Rumpf für eine optimale Kraftübertragung und schützt die Wirbelsäule vor Überlastung. Die Rumpfmuskulatur lässt sich in lokale und globale Muskeln unterteilen [s108]. Die lokalen Muskeln, wie der *Transversus abdominis* und die *Multifidi*, liegen tief und stabilisieren die Wirbelsäule direkt. Die globalen Muskeln, wie der *Rectus abdominis* (gerader Bauchmuskel) und die Rückenstrecker, ermöglichen größere Bewegungen. Bei Rückenschmerzen sind diese Rekrutierungsmuster oft gestört, was die Stabilität beeinträchtigt [s108]. So kann beispielsweise schon das Anheben eines leichten Gegenstandes zu Schmerzen führen, wenn die lokalen Muskeln nicht richtig aktiviert werden. Kernstabilisationsübungen zielen darauf ab, diese Dysbalancen zu korrigieren und die neuromuskuläre Kontrolle zu verbessern [s109]. Studien belegen, dass gezieltes Training der Tiefenmuskulatur,

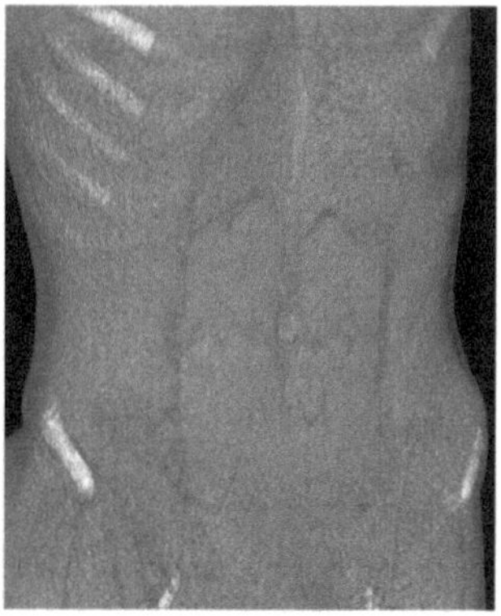

Rectus abdominis [i20]

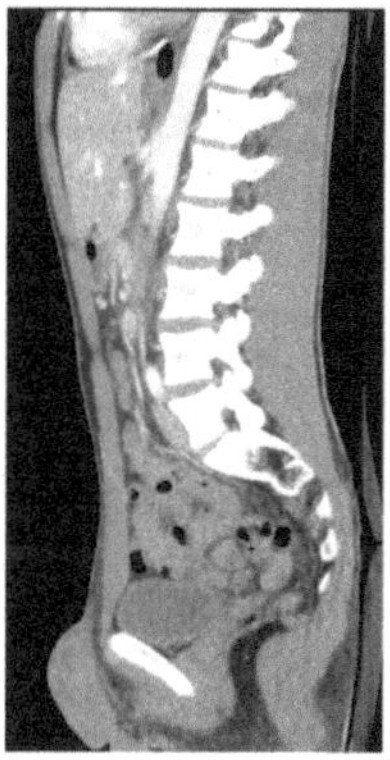

Sagittalen Bereich [i21]

insbesondere des *Transversus abdominis* und der *Multifidi*, zu einer signifikanten Schmerzlinderung und Verbesserung der Funktionalität bei chronischen Rückenschmerzen führt [s109] [s110]. Dieses Training kann mit einfachen Übungen, ohne spezielle Geräte, durchgeführt werden und ist so auch für das Üben zu Hause geeignet [s110]. Neben der Schmerzlinderung verbessert Kernstabilisationsübungen auch die Propriozeption, das Gleichgewicht und die Muskelkraft [s111]. Dadurch wird nicht nur die Stabilität der Wirbelsäule verbessert, sondern auch die Angst vor Bewegung reduziert [s111]. Weiterhin steigern Kernstabilisationsübungen die trunkale Beweglichkeit, insbesondere Flexion (Beugung) und Extension (Streckung) im sagittalen Bereich und verbessern die Lebensqualität [s112]. Diese Übungen sollten daher in Rehabilitationsprogramme integriert werden [s112]. Auch für Athleten sind Kernstabilisationsübungen relevant. Sie verbessern die Kern-Ausdauer, Hüftkraft und Kniekinematik und können so das Verletzungsrisiko, besonders bei Landungen, reduzieren [s113]. Athleten sollten diese Übungen daher in ihre Aufwärmroutinen integrieren [s113]. Kernstabilisationsübungen können als kosteneffektive Methode zur Behandlung von Rückenschmerzen angesehen werden, die Patienten hilft, ihre Symptome selbst zu managen und die Abhängigkeit von medizinischen Dienstleistern zu verringern [s114].

Gut zu wissen

Kernstabilisationsübungen

Kernstabilisationsübungen zielen darauf ab, die Muskeln rund um die Wirbelsäule zu kräftigen und die Stabilität des Rumpfes zu verbessern. Dies kann helfen, Rückenschmerzen zu reduzieren und die Körperhaltung zu optimieren.

Rectus abdominis

Der Rectus abdominis, auch bekannt als gerader Bauchmuskel, ist ein globaler Muskel, der bei Bewegungen des Rumpfes beteiligt ist und durch gezieltes Training die Stabilität der Wirbelsäule unterstützt.

sagittalen Bereich

Der sagittale Bereich bezieht sich auf die Bewegungsebene, die den Körper in links und rechts teilt. Übungen im sagittalen Bereich, wie z.B. Vorwärtsbeugen und Rückwärtsstrecken, sind wichtig für die Beweglichkeit der Wirbelsäule.

trunkale Beweglichkeit

Die Beweglichkeit des Rumpfes (trunkale Beweglichkeit) spielt eine wichtige Rolle für die allgemeine Fitness und kann durch gezielte Übungen verbessert werden, was zu einer Reduktion von Rückenschmerzen beitragen kann.

Wirksamkeit der Rumpfstabilisierung

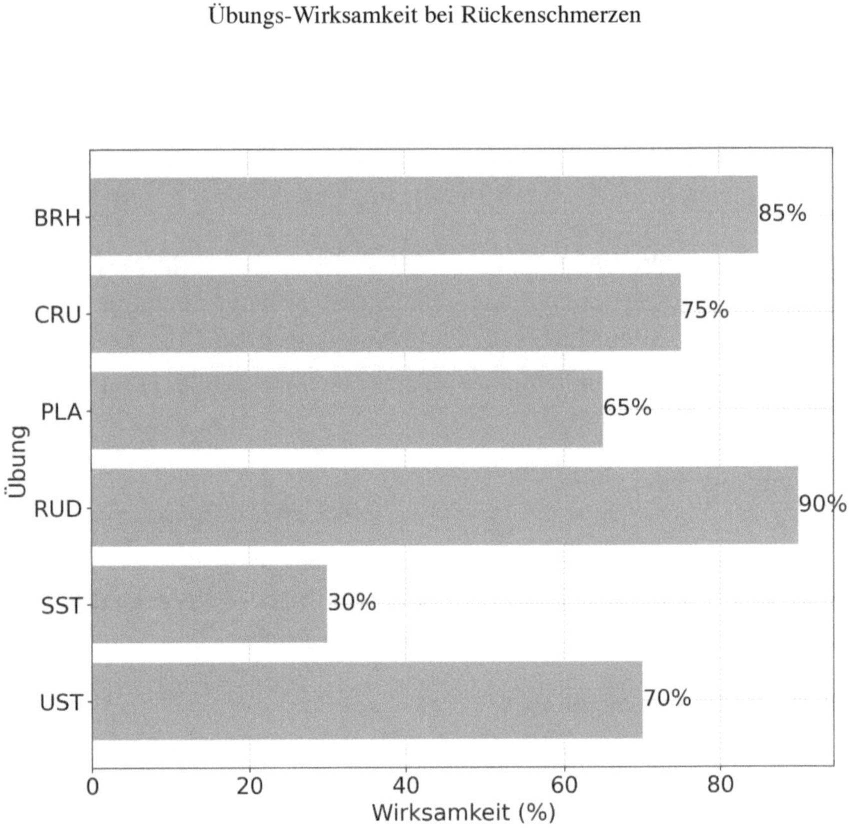

BRH: Vierfüßlerstand

CRU: Bauchpressen

PLA: Unterarmstütz

RUD: Rudern

SST: Seitenstütz

UST: Unterarmstütz

Das horizontale Balkendiagramm zeigt die Wirksamkeit verschiedener Kräftigungsübungen zur Rumpfstabilisierung. Übungen wie der Unterarmstütz und der Seitenstütz zeigen hohe Wirksamkeit, während Crunches weniger effektiv für die Stabilisierung des Rumpfes und somit zur Vorbeugung/Linderung von Rückenschmerzen geeignet scheinen.

Tiefenmuskulatur

Die Tiefenmuskulatur, bestehend aus kleinen, tiefliegenden Muskeln entlang der Wirbelsäule, spielt eine entscheidende Rolle für die Stabilität und Funktion des Rückens. Im Gegensatz zu den oberflächlichen Muskeln, die für große Bewegungen zuständig sind, agiert diese Tiefenmuskulatur eher im Hintergrund und stabilisiert die Wirbelsäule bei alltäglichen Bewegungen. Ein gezieltes Training dieser Muskeln kann die Aktivierungsmuster der Muskulatur positiv beeinflussen und so die Stabilität der Wirbelsäule verbessern [s115]. Das bedeutet, dass durch regelmäßiges Training die Muskeln lernen, sich in den richtigen Momenten zu aktivieren und so die Wirbelsäule optimal zu stützen. Studien zeigen, dass gezielte Übungen die bewusste und automatische Aktivierung der Bauchmuskeln, insbesondere des Transversus abdominis, verbessern können [s115]. Dies wirkt sich positiv auf die Stabilisation der Wirbelsäule aus und kann Rückenschmerzen vorbeugen oder lindern. Ein Beispiel für eine solche Übung ist das bewusste Anspannen des Beckenbodens in Kombination mit dem Einziehen des Bauches, während man in Rückenlage die Beine anhebt. Wichtig ist dabei, die Bewegung langsam und kontrolliert auszuführen und auf eine korrekte Atmung zu achten. Obwohl die therapeutischen Effekte von Stabilisationsübungen nicht immer direkt auf spezifische Veränderungen in der Funktion der Tiefenmuskulatur zurückzuführen sind, konnten Studien dennoch eine signifikante Zunahme der willentlichen Aktivierung des Transversus abdominis nach einem 9-wöchigen Trainingsprogramm feststellen [s116]. Dies deutet darauf hin, dass neben den physiologischen Anpassungen auch psychologische Faktoren, wie die Reduktion von Schmerzkatastrophisierung, eine wichtige Rolle bei der Verbesserung der Beschwerden spielen können [s116]. Durch das Training der Tiefenmuskulatur wird nicht nur die Stabilität verbessert, sondern auch das Körpergefühl und die Wahrnehmung der eigenen

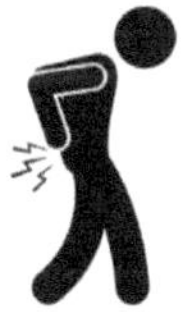

Bewegungen geschult, was langfristig zu einer besseren Haltung und einer Reduktion von Rückenschmerzen beitragen kann.

Gut zu wissen

Aktivierungsmuster

Aktivierungsmuster beschreiben, wie verschiedene Muskeln zusammenarbeiten, um Bewegungen auszuführen und die Wirbelsäule zu stabilisieren. Ein optimales Aktivierungsmuster sorgt für eine gleichmäßige Belastung und beugt Fehlhaltungen vor.

Schmerzkatastrophisierung

Schmerzkatastrophisierung beschreibt die Tendenz, Schmerzen übermäßig negativ zu bewerten und zu befürchten. Dies kann die Schmerzempfindung verstärken und die Genesung beeinträchtigen. Training kann helfen, diese negative Bewertung zu reduzieren.

Transversus abdominis

Der Transversus abdominis ist ein wichtiger Teil der Tiefenmuskulatur und spielt eine entscheidende Rolle bei der Stabilisierung der Lumbo-Becken-Hüft-Region. Seine Stärkung verbessert die Rumpfstabilität und kann Rückenschmerzen vorbeugen.

Tiefenmuskelübungen gegen Rückenschmerzen

Wirksamkeit, Dauer und Intensität von Tiefenmuskelübungen zur Linderung von Rückenschmerzen.

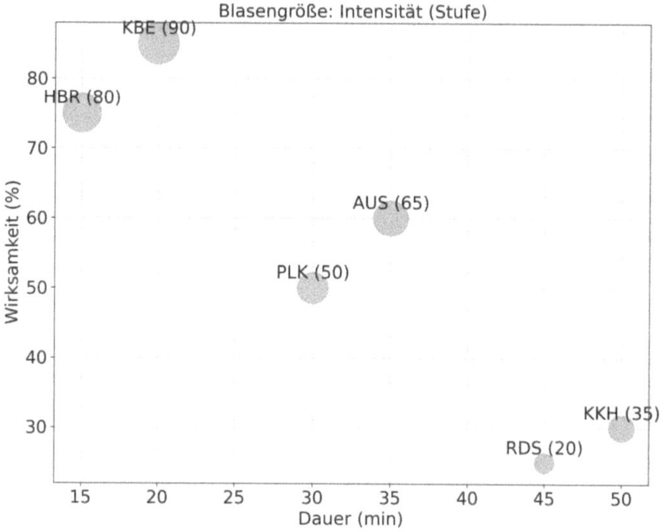

Blasengröße: Intensität (Stufe)

AUS: Ausfallschritte

HBR: Hüftbrücken

KBE: Kniebeugen

KKH: Katze-Kuh Haltung

PLK: Planke

RDS: Rückendehnungen

Übungen mit höherer Intensität zeigen trotz kürzerer Zeitdauer eine starke Korrelation mit der Wirksamkeit bei der Linderung von Rückenschmerzen. Übungen mit mittlerer Intensität zeigen trotz längerer Dauer eine geringere Wirksamkeit. Übungen mit niedriger Intensität sind zeitaufwändig und haben minimale Auswirkungen auf Rückenschmerzen. Dies deutet darauf hin, dass die Konzentration auf Übungen mit höherer Intensität ein effizienterer Ansatz zur Behandlung von Rückenschmerzen sein könnte.

Funktionelles Training

Funktionelles Training zielt darauf ab, Bewegungsabläufe zu verbessern, die im Alltag oder Sport benötigt werden. Dabei geht es weniger um isolierte Muskelgruppen, sondern um die koordinierte Aktivierung mehrerer Muskeln für komplexe Bewegungen. Dieses Trainingsprinzip steigert nicht nur Kraft und Ausdauer, sondern verbessert auch Balance, Koordination und Beweglichkeit [s117]. Durch die Stärkung der Muskulatur werden Alltagsaktivitäten, wie das Treppensteigen oder das Heben von Gegenständen, erleichtert [s117]. Ein kombiniertes Training aus Kräftigungs- und Gehübungen erweist sich als besonders wirksam bei der Schmerzlinderung im Vergleich zu reinem Krafttraining [s118]. Zusätzlich kann Krafttraining zur Reduktion von Körperfett beitragen, was ebenfalls positive Auswirkungen auf Rückenschmerzen haben kann [s118]. Um die Motivation und die Effektivität des Trainings zu gewährleisten, sollten die Programme regelmäßig variiert und angepasst werden [s118]. Ein Beispiel hierfür wäre, die Übungen mit Gewichten oder Widerstandsbändern durchzuführen, wobei Anfänger mit geringen Widerständen beginnen und diese langsam steigern sollten [s117]. Wichtig ist, während des Trainings regelmäßig und tief zu atmen [s117]. Funktionelles Training bietet somit eine ganzheitliche Herangehensweise zur Verbesserung der körperlichen Leistungsfähigkeit und zur Linderung von Rückenschmerzen. Es unterstützt die Bewältigung alltäglicher Aufgaben und fördert die allgemeine Gesundheit. Funktionelles Training kann insbesondere bei älteren Menschen dazu beitragen, die altersbedingte Abnahme von Muskelmasse und -kraft, die sogenannte Sarkopenie, zu verlangsamen [s119]. Dies wirkt sich positiv auf die Mobilität und Unabhängigkeit im Alltag aus. Widerstandsübungen, wie Gewichtheben oder der Einsatz von Widerstandsbändern, fordern die Muskulatur und fördern den Muskelaufbau [s119]. Neben der Kräftigung hat funktionelles Training auch positive Auswirkungen auf den Stoffwechsel und kann somit Übergewicht im Alter entgegenwirken [s119]. Gruppentrainings können die Motivation und die soziale Interaktion fördern, was die langfristige Teilnahme an Trainingsprogrammen unterstützt [s119]. Bei der Gestaltung von funktionellem Training ist eine individuelle Anpassung an die Bedürfnisse des Trainierenden unerlässlich [s120]. Faktoren wie Alter, Geschlecht, medizinische Vorgeschichte und Trainingsziele beeinflussen die Auswahl und Intensität der Übungen. In der Rehabilitation nach Verletzungen oder Erkrankungen beginnt das Training mit niedriger Intensität und steigert sich schrittweise zu Kraft- und Leistungstraining [s120]. Mehrgelenksübungen, die mehrere Muskelgruppen gleichzeitig beanspruchen, sind besonders effektiv für die Muskel- und Knochengesundheit [s120]. Die Verfügbarkeit von Trainingsgeräten und die Trainingsfrequenz sollten ebenfalls bei der Planung berücksichtigt werden [s120]. Obwohl funktionelles Training die Schmerzwahrnehmung bei chronischen Schmerzen reduzieren kann, variiert die Wirksamkeit je nach Art und Intensität der Übungen [s121]. Weitere Forschung mit größeren Stichproben und längeren Studienzeiträumen ist notwendig, um die Effektivität von funktionellem Training umfassender zu bewerten [s121].

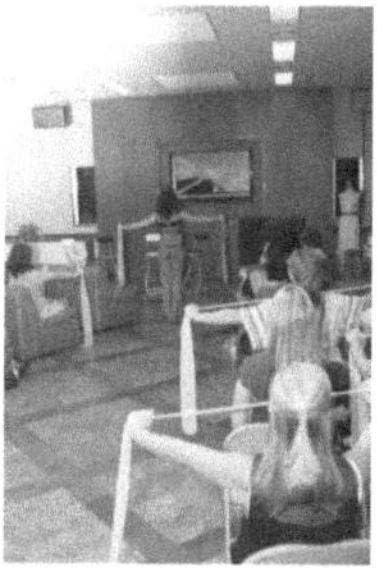

Widerstandsbänder [i22]

Gut zu wissen

Mehrgelenksübungen

Mehrgelenksübungen beziehen mehrere Gelenke und Muskelgruppen gleichzeitig ein, wodurch sie besonders effektiv für den Aufbau von Kraft und Stabilität im Rücken sind. Beispiele hierfür sind Kniebeugen oder Kreuzheben.

Sarkopenie

Sarkopenie beschreibt den altersbedingten Verlust von Muskelmasse und -kraft, der zu Bewegungseinschränkungen und einem erhöhten Risiko für Stürze führen kann. Gezieltes Training kann diesem Prozess entgegenwirken.

Widerstandsübungen

Widerstandsübungen, wie z.B. mit Gewichten oder Widerstandsbändern, erhöhen die Belastung auf die Muskeln und regen so das Muskelwachstum und die Kraftentwicklung an. Sie sind zentraler Bestandteil von funktionellem Training zur Stärkung des Rückens.

Funktionelle Trainingskomponenten bei Rückenschmerzen

Verteilung der Übungen innerhalb eines funktionellen Trainingsprogramms zur Linderung von Rückenschmerzen.

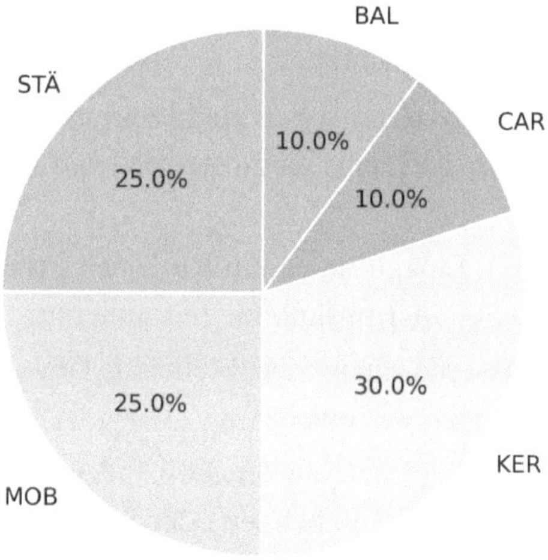

BAL: Gleichgewichtstraining (z.B. Einbeinstand, Baumsitz)

CAR: Herz-Kreislauf-Training (z.B. Gehen, Schwimmen)

KER: Kernkräftigung (z.B. Unterarmstütz, Vierfüßlerstand)

MOB: Mobilität und Flexibilität (z.B. Katze-Kuh, Oberschenkeldehnung)

STÄ: Stärkungstraining (z.B. Kniebeugen, Rudern)

Diese Grafik unterstreicht die Bedeutung eines ausgewogenen Ansatzes beim funktionellen Training bei Rückenschmerzen. Die Kernkräftigung bildet das Fundament und betont ihre entscheidende Rolle für die Wirbelsäulenstabilität. Mobilitäts- und Flexibilitätsübungen sind wichtig für die Verbesserung des Bewegungsumfangs und die Reduzierung von Steifheit, während Krafttraining auf den Aufbau stützender Muskeln abzielt. Gleichgewichtstraining verbessert die Propriozeption und Körperwahrnehmung und trägt zur Verletzungsprävention bei. Die Einbeziehung von Herz-Kreislauf-Training verbessert die allgemeine Fitness und Ausdauer, was sich indirekt positiv auf die Rückengesundheit auswirken kann.

Konkrete Ratschläge

- Nutzen Sie Treppenstufen für kurze, intensive Kräftigungsübungen wie Wadenheben oder Ausfallschritte.
- Verwandeln Sie Wartezeiten an der Bushaltestelle oder im Supermarkt in Mini-Trainingseinheiten, indem Sie die Bein- und Gesäßmuskulatur anspannen.
- Bauen Sie beim Spazierengehen kurze Sprints oder Bergauf-Passagen ein, um die Intensität zu steigern und Ihre Beinmuskulatur zu fordern.
- Tragen Sie Ihren Einkauf in einem Korb statt im Einkaufswagen, um Ihre Arm- und Schultermuskulatur zu trainieren.
- Nutzen Sie Wasserflaschen oder Bücher als Gewichte für Kräftigungsübungen zu Hause.
- Gestalten Sie Ihre Fernsehpausen aktiv, indem Sie während der Werbung Liegestütze, Kniebeugen oder Sit-ups machen.
- Fordern Sie sich selbst heraus, indem Sie jede Woche eine neue Kräftigungsübung in Ihr Programm aufnehmen.
- Variieren Sie die Ausführung Ihrer Übungen, indem Sie beispielsweise Kniebeugen mit einem Bein oder Liegestütze mit erhöhten Händen durchführen.
- Visualisieren Sie während Ihrer Übungen die beanspruchte Muskulatur und spüren Sie die Kraft in Ihrem Körper.
- Belohnen Sie sich für regelmäßig durchgeführte Kräftigungsübungen mit einer Aktivität, die Ihnen Freude bereitet.

5. 2 Mobilisationsübungen

Bewegungseinschränkungen und Schmerzen im Rückenbereich schränken die Lebensqualität erheblich ein. Mobilisationsübungen bieten hier einen vielversprechenden Ansatz, indem sie gezielt auf Muskeln, Sehnen und Bänder der Wirbelsäule einwirken. Dadurch wird nicht nur die Beweglichkeit verbessert, sondern auch die stabilisierende Muskulatur aktiviert – entscheidend für einen gesunden und schmerzfreien Rücken. Die korrekte Ansteuerung der Tiefenmuskulatur und die Steigerung der Flexibilität spielen eine zentrale Rolle bei der Prävention und Behandlung von lumbalen Rückenbeschwerden. Ein gezieltes Übungsprogramm, das verschiedene Bewegungsrichtungen und Positionen berücksichtigt, kann die Funktionalität im Alltag deutlich verbessern und Schmerzen reduzieren. Erfahren Sie in diesem Kapitel, wie Sie durch gezielte Mobilisationsübungen Ihre Rückenmuskulatur stärken, Ihre Beweglichkeit verbessern und Rückenschmerzen effektiv vorbeugen können.

Effektive Mobilisationsübungen für den Rücken erfordern einen progressiven Aufbau, der von der Aktivierung der tiefen Muskulatur über Stabilisationsübungen bis hin zu dynamischen Aktivitäten reicht und sowohl passive als auch aktive, sowie neuronale Kontrollmechanismen integriert.

Wirbelsäulenmobilisation

Wirbelsäulenmobilisation umfasst gezielte Übungen, die die Beweglichkeit und Flexibilität der Wirbelsäule verbessern. Diese Übungen wirken auf Muskeln, Sehnen und Bänder im Rücken, was die Bewegungsfreiheit erhöht und die Funktionalität im Alltag unterstützt [s122]. Die gesteigerte Flexibilität verbessert die Beweglichkeit der Gelenke und erleichtert die Ausführung alltäglicher Aktivitäten. Ein wichtiger Aspekt ist die Aktivierung der tiefen, stabilisierenden Muskulatur, unter anderem des Multifidus und des transversus_abdominis [s123]. Die korrekte Ansteuerung dieser Muskeln ist wichtig, um die Wirbelsäule zu schützen und Schmerzen zu vermeiden. Ein gezieltes Programm kann die Stabilität der Wirbelsäule erhöhen und die korrekten motorischen Muster trainieren, was zu einer Reduktion von Rückenschmerzen beitragen kann [s122]. Die Integration passiver, aktiver und neuronaler Kontrollsysteme ist für eine effektive Wirbelsäulenmobilisation unerlässlich [s124]. Der Aufbau eines Übungsprogramms sollte progressiv erfolgen. Zunächst konzentriert man sich auf die Aktivierung der lokalen Muskulatur, gefolgt von Stabilisationsübungen und schließlich dynamisch-funktionalen Aktivitäten. Die Übungen sollten in verschiedenen Positionen und Bewegungsrichtungen durchgeführt werden, um die Kernstabilität umfassend zu verbessern [s124]. Kernstabilisationstraining kann die Rumpfmobilität und die Lebensqualität von Patienten verbessern [s125]. Studien zeigen signifikante Verbesserungen der Rumpfbeeinträchtigung und der funktionellen Mobilität im Vergleich zu herkömmlichen Therapien, insbesondere in der sagittalen Rumpfmobilität [s125]. Isometrische Stabilisationsübungen können auch bei Patienten mit instabilen Wirbelsäulenmetastasen im Rahmen einer palliativ-analgetischen Radiotherapie eingesetzt werden [s126]. Eine Studie zeigte, dass die Übungsdosis und die spezifische Muskelkraft im Verlauf des Trainings signifikant zunahmen, obwohl Anpassungen der Übungen aufgrund von Schmerzen, Schwäche oder Immobilität häufig notwendig waren

[s126]. Die Kombination von Mobilisations- und Stabilisationsübungen verbessert nachweislich Muskelkraft und Beweglichkeit der Wirbelsäule bei Patienten mit chronischen Rückenschmerzen [s127]. Die Flexibilität der Wirbelsäule und damit die Beweglichkeit nahmen durch die Mobilisation signifikant zu [s127]. Ein konsequentes Trainingsprogramm kann dazu beitragen, eine verzögerte Aktivierung der tiefen Muskeln zu korrigieren, was Rückfällen und chronischen Schmerzen vorbeugen kann [s123]. So kann durch regelmäßiges Training, das die segmentale Stabilität fördert, auch ohne strukturelle Defekte, Rückenschmerzen entgegengewirkt werden [s123]. Eine Übung zur Stabilisierung der Lendenwirbelsäule ist die Rückenbrücke, bei der man in Rückenlage die Knie beugt, die Füße flach auf den Boden stellt und das Becken anhebt, bis Körper und Oberschenkel eine gerade Linie bilden. Diese Position einige Sekunden halten und die Übung mehrmals wiederholen.

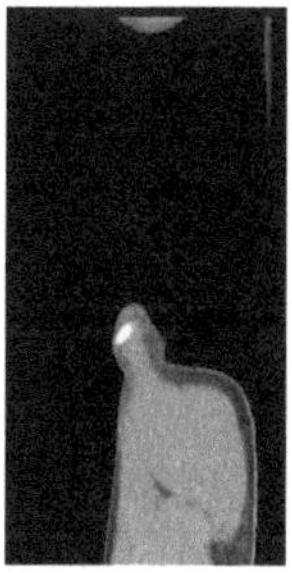

Sagittal [i23]

Gut zu wissen

Isometrisch

Isometrische Übungen sind statische Übungen, bei denen die Muskeln angespannt werden, ohne dass eine Bewegung stattfindet. Sie sind besonders nützlich für die Stärkung der Muskeln und die Verbesserung der Stabilität, ohne die Gelenke zu belasten.

Kernstabilität

Kernstabilität bezieht sich auf die Fähigkeit der Rumpfmuskulatur, die Wirbelsäule zu stabilisieren. Eine gute Kernstabilität ist wichtig für eine gesunde Körperhaltung und kann Rückenschmerzen reduzieren.

Palliativ-analgetisch

Palliativ-analgetisch bedeutet, dass die Behandlung darauf abzielt, Schmerzen zu lindern und die Lebensqualität zu verbessern, ohne die Krankheit zu heilen. Im Kontext von Wirbelsäulenmetastasen können isometrische Übungen palliativ-analgetisch eingesetzt werden.

Wirbelsäulenmetastasen

Wirbelsäulenmetastasen sind Absiedlungen von Krebszellen in der Wirbelsäule. Sie können Schmerzen und Instabilität verursachen und erfordern spezielle Übungen zur Stabilisierung.

Wirksamkeit von Wirbelsäulenmobilisationstechniken

Schmerzreduktion und Mobilitätsverbesserung

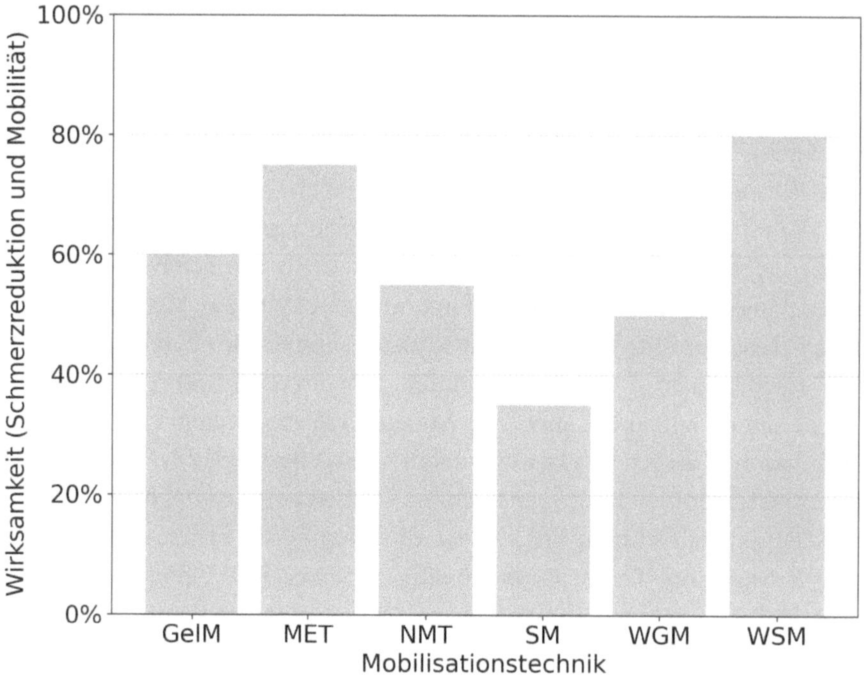

GelM: Gelenkmobilisation
MET: Muskelenergie-Technik
NMT: Neuromuskuläre Technik
SM: Selbstmobilisation
WGM: Weichgewebsmobilisation
WSM: Wirbelgelenksmanipulation

Diese Grafik veranschaulicht die relative Wirksamkeit verschiedener Wirbelsäulenmobilisationstechniken bei der Schmerzreduktion und Verbesserung der Mobilität. Während Selbstmobilisation moderate Verbesserungen zeigt, führen Techniken, die von einem Chiropraktiker oder Physiotherapeuten durchgeführt werden, zu deutlich besseren Ergebnissen. Insbesondere Wirbelgelenksmanipulation und Muskelenergietechniken zeigen das größte Potenzial für Schmerzreduktion und verbesserte Mobilität. Dies deutet darauf hin, dass professionelle Intervention bei bestimmten Rückenschmerzzuständen effektiver sein kann.

Gelenkbeweglichkeit

Gelenkbeweglichkeit, definiert durch den Bewegungsumfang (ROM) in Synovialgelenken, beeinflusst maßgeblich unsere körperliche Funktionsfähigkeit. [s128] Mit zunehmendem Alter verringert sich die Beweglichkeit in den Gelenken, wobei dieser Rückgang je nach Gelenk variiert. [s129] So bleiben die Beweglichkeit von Ellbogen und Knien im Alter tendenziell besser erhalten als die von Schultern und Rumpf. [s129] Geschlechtsspezifische Unterschiede spielen ebenfalls eine Rolle: Frauen weisen im Vergleich zu Männern einen langsameren Abgang der Flexibilität auf. [s129] Flexibilität wird durch Tests ermittelt, die die maximale passive Bewegungsreichweite in verschiedenen Bewegungsabläufen bewerten. [s129] Dehnübungen zielen darauf ab, die Länge der Muskel-Sehnen-Einheit zu vergrößern und dadurch die Gelenkbeweglichkeit zu steigern. [s128] Verschiedene Dehnmethoden, unter anderem statische, dynamische und präkontraktive Dehnungen, können die Flexibilität effektiv verbessern. [s128] Statisches Dehnen führt häufig zu einer ROM-Zunahme, wobei die größte Veränderung zwischen 15 und 30 Sekunden Dehnung eintritt. [s128] Präkontraktive Dehnungen, wie Propriozeptive Neuromuskuläre Fazilitation (PNF), können kurzfristig größere Zuwächse an Gelenkbeweglichkeit bewirken und sind oft wirkungsvoller als statisches Dehnen. [s128] Auch hochintensives Widerstandstraining kann die Gelenkbeweglichkeit und die körperliche Funktion bei Patienten mit rheumatoider Arthritis deutlich verbessern. [s130] Regelmäßiges Mobilisieren erhält die Gelenkgesundheit und kann die Beschwerden bei rheumatoider Arthritis mindern. [s130] Krafttraining kann ebenfalls den Bewegungsumfang verbessern, unter anderem durch eine Verlängerung der Muskeln und eine optimierte Koaktivierung von Agonisten und Antagonisten. [s131] Studien belegen die Effektivität von Krafttraining und Dehnen für die ROM-Verbesserung, wobei die Ergebnisse je nach Personengruppe und Trainingsplan unterschiedlich ausfallen. [s131] Wer seine Beweglichkeit im Hüftgelenk verbessern möchte, kann beispielsweise die Übung „Hüftbeuger-Dehnung“ durchführen: In Schrittstellung das hintere Knie zum Boden senken, den Oberkörper aufrecht halten und das Becken leicht nach vorne schieben, bis ein Dehnungsgefühl in der Leiste und im Oberschenkel des hinteren Beins spürbar ist. Diese Position für 20-30 Sekunden halten und die Übung mehrmals wiederholen.

Gelenkbeweglichkeit vs. Rückenschmerzen

Korrelation zwischen Gelenkbeweglichkeit und Rückenschmerzreduktion nach Mobilisationsübungen.

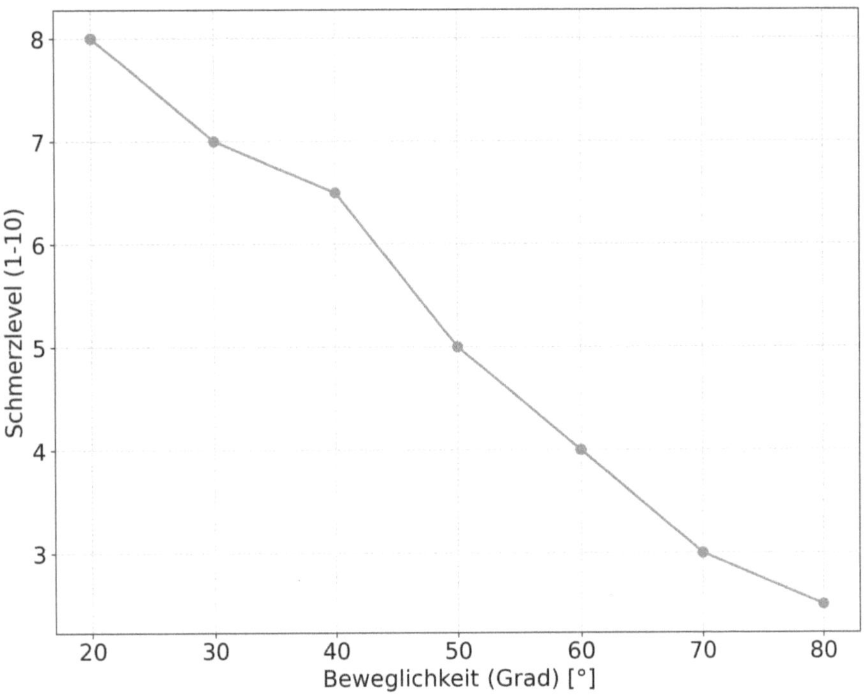

Das Diagramm zeigt einen allgemeinen Trend zur Abnahme der Rückenschmerzen bei verbesserter Gelenkbeweglichkeit. Während die individuellen Reaktionen variieren, deuten die Daten darauf hin, dass eine erhöhte Beweglichkeit durch gezielte Übungen bei der Behandlung von Rückenschmerzen von Vorteil sein kann. Weitere Untersuchungen sind erforderlich, um einen kausalen Zusammenhang herzustellen und optimale Übungsstrategien für verschiedene Personen zu erforschen.

Faszientraining

Faszien, das netzartige Bindegewebe, das Muskeln, Knochen und Organe umhüllt, beeinflussen die Beweglichkeit und Funktion des Körpers. Eine verminderte Gleitfähigkeit der Faszien kann zu Bewegungseinschränkungen und Schmerzen führen [s132]. Faszientraining zielt darauf ab, die Elastizität und Verschiebbarkeit der Faszien zu verbessern und so die muskuläre Funktion zu optimieren. Besonders die Mobilität der Faszien entlang der sogenannten Scherflächen – jene Ebenen, an denen sich Faszien gegeneinander verschieben – ist wichtig für die muskuläre Beweglichkeit [s132]. Diese kann beispielsweise durch Verletzungen mit nachfolgender Narbenbildung oder durch anhaltende Fehlhaltungen beeinträchtigt sein. Faszientraining kann hier durch gezielte Übungen und Techniken entgegenwirken und die Mobilität wiederherstellen. Ein Beispiel hierfür ist die Anwendung einer Faszienrolle an der Oberschenkelaußenseite, wobei langsames Rollen und punktueller Druck Verspannungen lösen und die Faszienstruktur reorganisieren können. Die Bedeutung der Faszien für die Körperwahrnehmung – die Propriozeption – wird zunehmend erforscht [s132]. Faszien enthalten zahlreiche sensorische Rezeptoren, die Informationen über Bewegung und Position des Körpers an das Gehirn senden. Ein optimales Zusammenspiel von Muskeln und Faszien ist daher nicht nur für die Bewegungsfreiheit, sondern auch für die koordinative Leistungsfähigkeit und die Vermeidung von Verletzungen relevant. Die Integration von Faszientraining in Behandlungsprogramme bei Rückenschmerzen, insbesondere bei myofaszialen Schmerzen, wird empfohlen [s133]. Da die myofasziale Struktur gerade bei älteren Menschen eine wichtige Rolle bei Rückenschmerzen einnimmt [s133], kann gezieltes Training dazu beitragen, die Flexibilität und Mobilität zu verbessern und Schmerzen zu reduzieren.

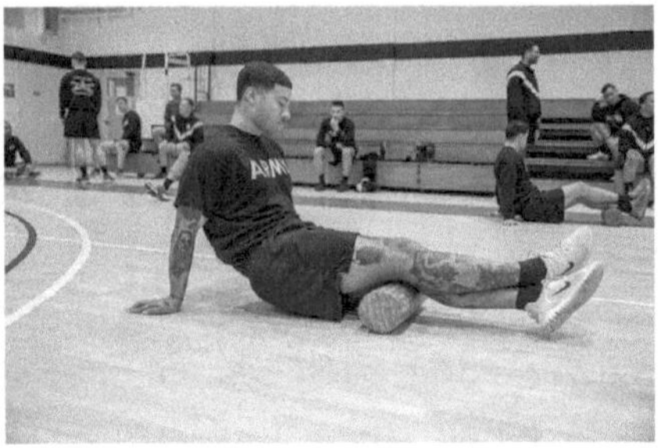

Faszienrolle [i24]

Faszien-Übungsverteilung bei Rückenschmerzen

Verteilung der Faszienübungen zur Linderung von Rückenschmerzen.

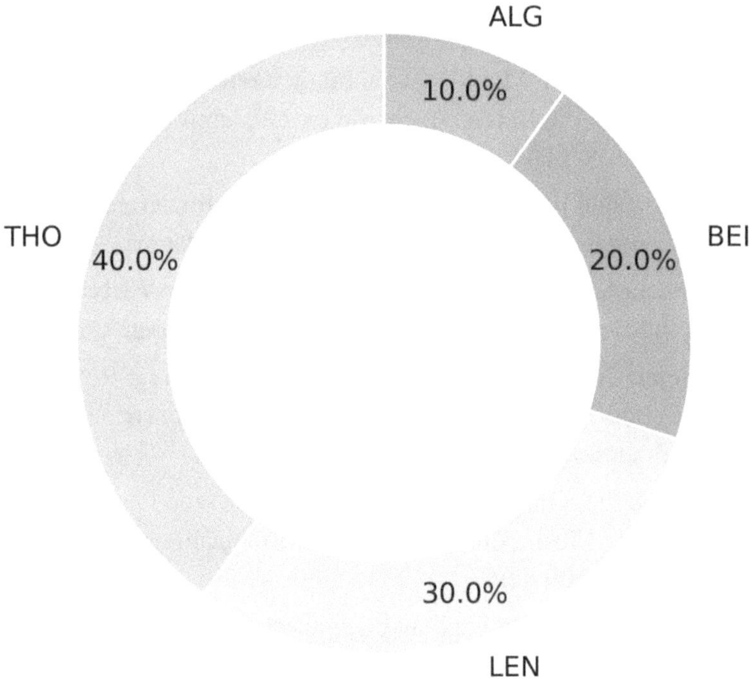

ALG: Allgemeine Faszienlockerung

BEI: Bein- und Hüftmobilität

LEN: Lendenwirbelsäulenmobilität

THO: Brustwirbelsäulenmobilität

Die Visualisierung zeigt den Fokus auf die Mobilität der Brustwirbelsäule (THO) im Vergleich zur Lendenwirbelsäule (LEN) oder allgemeinen Übungen. Dies deutet darauf hin, dass die Mobilität der Brustwirbelsäule entscheidend für die Behandlung von Rückenschmerzen ist und möglicherweise ein primärer Zielbereich für das Faszientraining sein könnte.

Konkrete Ratschläge

- Integrieren Sie rhythmische Bewegungen wie Hüftkreisen oder Armkreisen in Ihre Mobilisationsübungen, um den Fluss der Bewegung zu fördern.
- Variieren Sie den Untergrund Ihrer Übungen: Trainieren Sie beispielsweise barfuß auf einer weichen Matte oder auf einem unebenen Gelände, um Ihre Propriozeption zu schulen.
- Verbinden Sie Ihre Mobilisationsübungen mit Ihrer Atmung: Atmen Sie bewusst in die Bereiche, die Sie mobilisieren möchten, um die Dehnung zu vertiefen.
- Stellen Sie sich bei jeder Übung vor, wie sich Ihre Gelenke öffnen und die Energie frei durch Ihren Körper fließen kann.
- Entwickeln Sie ein Gefühl für die Bewegung Ihrer Wirbelsäule, indem Sie sie wellenartig bewegen, wie eine Schlange.
- Integrieren Sie Mobilisationsübungen in Ihren Alltag: Rollen Sie sich morgens im Bett ab, bevor Sie aufstehen, oder dehnen Sie sich beim Zähneputzen.
- Nutzen Sie die Kraft der Musik: Erstellen Sie eine Playlist mit rhythmischer Musik, die Sie bei Ihren Mobilisationsübungen begleitet und motiviert.
- Trainieren Sie Ihre Beweglichkeit spielerisch: Lassen Sie sich von Tieren inspirieren und ahmen Sie deren Bewegungen nach, wie zum Beispiel die geschmeidigen Bewegungen einer Katze.
- Suchen Sie sich einen Trainingspartner, mit dem Sie gemeinsam Mobilisationsübungen durchführen und sich gegenseitig motivieren können.
- Reflektieren Sie nach jeder Übungseinheit, wie sich Ihr Körper anfühlt und welche positiven Veränderungen Sie wahrnehmen.

Rückblick - 5. Spezifische Übungsprogramme

Ein gezieltes Übungsprogramm ist der Schlüssel zur Linderung und Vorbeugung von Rückenschmerzen. Dabei geht es nicht nur darum, Muskeln zu kräftigen, sondern auch Beweglichkeit, Koordination und Körperwahrnehmung zu verbessern. Ein ganzheitlicher Ansatz, der die verschiedenen Aspekte der Rückengesundheit berücksichtigt, ist entscheidend für Ihren Erfolg. Beginnen Sie mit der Stärkung Ihrer Tiefenmuskulatur, dem Fundament für eine stabile Wirbelsäule. Übungen wie der Unterarmstütz oder die Rückenbrücke aktivieren die tiefliegenden Muskeln und verbessern die Stabilität im Alltag. Achten Sie dabei auf eine korrekte Ausführung und steigern Sie die Intensität langsam. Integrieren Sie diese Übungen regelmäßig in Ihren Alltag, beispielsweise morgens nach dem Aufstehen oder abends vor dem Schlafengehen.

Neben der Stabilität spielt die Mobilität Ihrer Wirbelsäule eine wichtige Rolle. Gezielte Mobilisationsübungen, wie die Katze-Kuh-Haltung oder sanfte Rotationen, fördern die Beweglichkeit der Wirbelgelenke und verbessern die Flexibilität der umliegenden Muskulatur. Dehnübungen, sowohl statisch als auch dynamisch, ergänzen das Training und helfen Ihnen, Verspannungen zu lösen. Besonders präkontraktive Dehnmethoden, wie die Propriozeptive Neuromuskuläre Fazilitation (PNF), können Ihre Beweglichkeit effektiv steigern. Konsultieren Sie gegebenenfalls einen Physiotherapeuten, um die richtigen Techniken zu erlernen und Ihre Übungen optimal auf Ihre Bedürfnisse abzustimmen.

Ergänzend zu den klassischen Übungen bietet das funktionelle Training eine hervorragende Möglichkeit, alltagsrelevante Bewegungen zu trainieren und Ihre Koordination zu verbessern. Kniebeugen, Ausfallschritte oder Übungen mit Widerstandsbändern kräftigen nicht nur Ihre Muskulatur, sondern schulen auch Ihr Gleichgewicht und Ihre Körperwahrnehmung. Integrieren Sie funktionelle Übungen in Ihre Trainingsroutine und gestalten Sie Ihr Programm abwechslungsreich, um die Motivation hochzuhalten. Denken Sie daran, dass die richtige Ausführung wichtiger ist als die Intensität. Beginnen Sie langsam und steigern Sie die Belastung schrittweise.

Auch das Faszientraining gewinnt zunehmend an Bedeutung für die Rückengesundheit. Gezielte Übungen mit der Faszienrolle oder manuelle Techniken können Verklebungen im Bindegewebe lösen und die Gleitfähigkeit der Faszien verbessern. Dies wirkt sich positiv auf Ihre Beweglichkeit und Ihr Schmerzempfinden aus. Integrieren Sie Faszientraining in Ihr Übungsprogramm und achten Sie auf eine langsame und kontrollierte Ausführung. Bei Unsicherheiten lassen Sie sich von einem erfahrenen Therapeuten anleiten.

Ein individuelles Übungsprogramm, das auf Ihre Bedürfnisse und Ihre körperliche Verfassung abgestimmt ist, ist der beste Weg zu einem gesunden Rücken. Seien Sie geduldig und konsequent in der Umsetzung Ihres Programms und Sie werden schon bald positive Veränderungen spüren. Ein starker und beweglicher Rücken ist die Basis für ein aktives und schmerzfreies Leben. Investieren Sie in Ihre Gesundheit und starten Sie noch heute mit Ihrem persönlichen Trainingsprogramm!

Kostenlose Zusatzangebote in Planung

Wir freuen uns, Ihnen künftig ergänzende kostenlose Materialien zu diesem Buch anbieten zu können:

- Ein exklusives Bonuskapitel mit zusätzlichen Inhalten
- Eine kompakte Zusammenfassung des gesamten Buches im PDF-Format
- Eine Hörspiel Version (In Planung)

Die Veröffentlichung dieser Materialien ist für 2025 geplant.
Besuchen Sie gerne schon heute unsere Website. Sobald unser Newsletter-Service startet (voraussichtlich 2025), können Sie sich dort für Updates registrieren und verpassen keine Neuigkeiten zu den kostenlosen Zusatzangeboten.

www.SaageBooks.com/de/rueckenschmerzen-bonus-87RYFJ

Liebe Leserinnen, liebe Leser,

Wir fühlen uns sehr geehrt, dass Sie sich die Zeit genommen haben, unser Buch von Anfang bis Ende zu lesen. Unser größter Wunsch ist es, Ihnen wertvolle Erkenntnisse und praktische Hilfestellungen mit auf den Weg zu geben. Ihr Vertrauen in unsere Arbeit bedeutet uns sehr viel. Wir hoffen, die Lektüre war für Sie bereichernd. Sollten Sie Fragen oder Anregungen haben, können Sie uns gerne über unsere Website kontaktieren.

Wenn Ihnen dieses Buch gefallen hat, würden wir uns sehr über eine ehrliche Rezension freuen. Sie können Ihre ehrliche Bewertung ganz einfach auf der Verkaufsplattform hinterlassen, über die Sie das Buch erworben haben.
Vielen Dank für Ihre Unterstützung!

Bendis Saage

Saage Media GmbH - Team

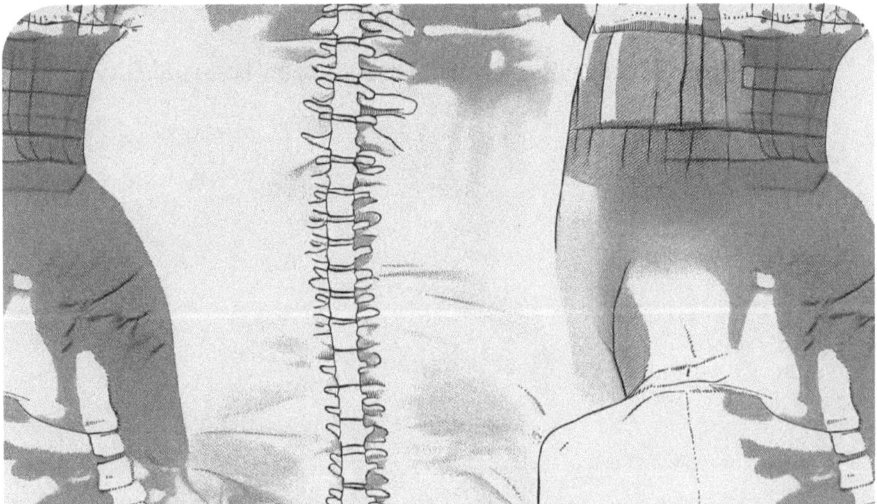

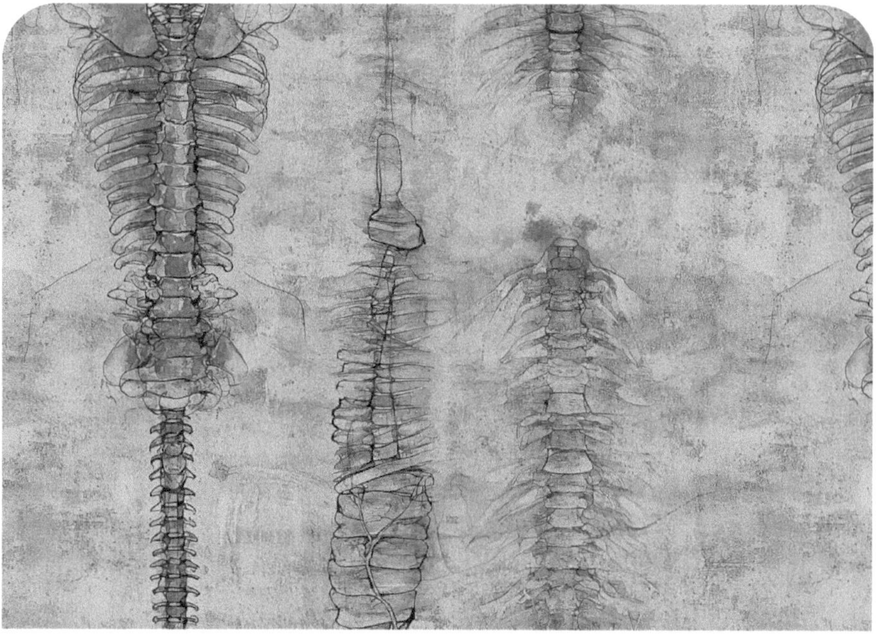

Quellen

Unser aufrichtiger Dank gilt allen Autoren der zitierten wissenschaftlichen und nicht-wissenschaftlichen Quellen, den Betreibern der referenzierten Internetseiten sowie den Urhebern der verwendeten Bilder, Grafiken und Studien, deren wertvolle Arbeiten zur Entstehung dieses Buches beigetragen haben.
Für weitere Informationen empfehlen wir Ihnen, die Quellen-Websites zu besuchen.
Sollten Sie Fehler bei der Zuordnung oder andere Unstimmigkeiten entdecken, kontaktieren Sie uns bitte.

Alle Quellen wurden zuletzt aufgerufen am: 2025-02-05

[s1] - https://pmc.ncbi.nlm.nih.gov/articles/PMC6037069/

Autor:	Peter B O'Sullivan, J P Caneiro, Mary O'Keeffe, Anne Smith, Wim Dankaerts, Kjartan Fersum, Kieran O' Sullivan	**Titel:**	Cognitive Functional Therapy: An Integrated Behavioral Approach for the Targeted Management of Disabling Low Back Pain
von:	National Center for Biotechnology Information (NCBI)	**DOI:**	10.1093/ptj/pzy022
Datum:	2018 Apr 16	**Webseite:**	PubMed Central (PMC)
Publisher:	Physical Therapy		

[s2] - https://pmc.ncbi.nlm.nih.gov/articles/PMC10548303/

Autor:	Shu-Hao Du, Yong-Hui Zhang, Qi-Hao Yang, Yu-Chen Wang, Yu Fang, Xue-Qiang Wang	**Titel:**	Spinal posture assessment and low back pain
von:	Shanghai University of Sport; Shanghai University of Medicine and Health Sciences Affiliated Zhoupu Hospital	**DOI:**	10.1530/EOR-23-0025
Datum:	2023 Sep 1	**Webseite:**	PubMed Central (PMC)
Publisher:	EFORT Open Reviews		

[s3] - https://pmc.ncbi.nlm.nih.gov/articles/PMC7195879/

Autor:	Cleuma Oliveira Soares, Bianca Furtado Pereira, Marcella Veronnica Pereira Gomes, Laís Passos Marcondes, Fabiana de Campos Gomes, João Simão de Melo-Neto	**Titel:**	Preventive factors against work-related musculoskeletal disorders: narrative review
von:	Institute of Health Sciences, Universidade Federal do Pará – Belém (PA), Brazil; Physical Therapy, Centro Universitário de Rio Preto – São José do Rio Preto (SP), Brazil; Health Sciences, Faculdade de Medicina de São José do Rio Preto – São José do Rio Preto (SP), Brazil.	**DOI:**	10.5327/Z1679443520190360
Datum:	2020 Apr 15	**Webseite:**	PMC (PubMed Central)
Publisher:	Revista Brasileira de Medicina do Trabalho		

[s4] - https://pmc.ncbi.nlm.nih.gov/articles/PMC9219321/

Autor:	Elizabeth Anderson, J Larry Durstine	**Titel:**	Physical activity, exercise, and chronic diseases: A brief review
DOI:	10.1016/j.smhs.2019.08.006	**Datum:**	2019 Sep 10
Webseite:	PubMed Central (PMC)	**Publisher:**	Sports Medicine and Health Science

[s5] - https://pmc.ncbi.nlm.nih.gov/articles/PMC6676152/

Autor:	Sarah EE Mills, Karen P Nicolson, Blair H Smith	**Titel:**	Chronic pain: a review of its epidemiology and associated factors in population-based studies
von:	University of Dundee School of Medicine	**DOI:**	10.1016/j.bja.2019.03.023
Datum:	2019 May 10	**Webseite:**	PubMed Central (PMC)
Publisher:	BJA: British Journal of Anaesthesia		

[s6] - https://pmc.ncbi.nlm.nih.gov/articles/PMC4935027/

Autor:	María Dueñas, Begoña Ojeda, Alejandro Salazar, Juan Antonio Mico, Inmaculada Failde	**Titel:**	A review of chronic pain impact on patients, their social environment and the health care system
von:	University of Cádiz	**DOI:**	10.2147/JPR.S105892
Datum:	2016 Jun 28	**Webseite:**	PubMed Central (PMC)
Publisher:	Journal of Pain Research		

[s7] - https://pmc.ncbi.nlm.nih.gov/articles/PMC7700832/

Autor:	Jung Ha Park, Ji Hyun Moon, Hyeon Ju Kim, Mi Hee Kong, Yun Hwan Oh	**Titel:**	Sedentary Lifestyle: Overview of Updated Evidence of Potential Health Risks
von:	Jeju National University Hospital; Jeju National University School of Medicine	**DOI:**	10.4082/kjfm.20.0165
Datum:	2020 Nov 19	**Webseite:**	PubMed Central (PMC)
Publisher:	Korean Journal of Family Medicine		

[s8] - https://pmc.ncbi.nlm.nih.gov/articles/PMC5461882/

Autor:	Louise J Geneen, R Andrew Moore, Clare Clarke, Denis Martin, Lesley A Colvin, Blair H Smith	**Titel:**	Physical activity and exercise for chronic pain in adults: an overview of Cochrane Reviews
DOI:	10.1002/14651858.CD011279.pub3	**Datum:**	2017 Apr 24
Webseite:	PubMed Central (PMC)	**Publisher:**	The Cochrane Database of Systematic Reviews

[s9] - https://pmc.ncbi.nlm.nih.gov/articles/PMC7195879/

Autor:	Cleuma Oliveira Soares, Bianca Furtado Pereira, Marcella Veronnica Pereira Gomes, Laís Passos Marcondes, Fabiana de Campos Gomes, João Simão de Melo-Neto	**Titel:**	Preventive factors against work-related musculoskeletal disorders: narrative review
von:	Universidade Federal do Pará; Centro Universitário de Rio Preto; Faculdade de Medicina de São José do Rio Preto	**DOI:**	10.5327/Z1679443520190360
Datum:	2020 Apr 15	**Webseite:**	PMC (PubMed Central)
Publisher:	Revista Brasileira de Medicina do Trabalho		

[s10] - https://pmc.ncbi.nlm.nih.gov/articles/PMC4180106/

Autor:	Brandy Wolff, John W Burns, Phillip J Quartana, Kenneth Lofland, Stephen Bruehl, Ok Y Chung	**Titel:**	Pain catastrophizing, physiological indexes, and chronic pain severity: tests of mediation and moderation models
von:	Rosalind Franklin University of Medicine and Science, Pain & Rehabilitation Clinic of Chicago, Vanderbilt University School of Medicine	**DOI:**	10.1007/s10865-007-9138-z
Datum:	2008 Apr	**Webseite:**	PubMed Central (PMC)
Publisher:	Journal of behavioral medicine		

[s11] - https://pmc.ncbi.nlm.nih.gov/articles/PMC6051014/

Autor:	Xaver Fuchs, Herta Flor, Robin Bekrater-Bodmann	**Titel:**	Psychological Factors Associated with Phantom Limb Pain: A Review of Recent Findings
DOI:	10.1155/2018/5080123	**Datum:**	2018 Jun 21
Webseite:	PubMed Central (PMC)	**Publisher:**	Pain Research & Management

[s12] - https://www.ninds.nih.gov/health-information/disorders/pain

Titel:	Pain	**von:**	National Institute of Neurological Disorders and Stroke
Webseite:	National Institute of Neurological Disorders and Stroke	**Publisher:**	National Institutes of Health

[s13] - https://pmc.ncbi.nlm.nih.gov/articles/PMC6067990/

Autor:	SM Meints, RR Edwards	**Titel:**	Evaluating Psychosocial Contributions to Chronic Pain Outcomes
DOI:	10.1016/j.pnpbp.2018.01.017	**Datum:**	2018 Jan 31
Webseite:	PubMed Central (PMC)		

[s14] - https://pmc.ncbi.nlm.nih.gov/articles/PMC10005347/

Autor:	Antonios Dakanalis, Maria Mentzelou, Souzana K Papadopoulou, Dimitrios Papandreou, Maria Spanoudaki, Georgios K Vasios, Eleni Pavlidou, Maria Mantzorou, Constantinos Giaginis	**Titel:**	The Association of Emotional Eating with Overweight/Obesity, Depression, Anxiety/Stress, and Dietary Patterns: A Review of the Current Clinical Evidence
von:	University of Milano-Bicocca; Fondazione IRCCS San Gerardo dei Tintori; University of Aegean; International Hellenic University; Zayed University; Clinical Dietetics & Nutrition Department of 424 General Military Hospital	**DOI:**	10.3390/nu15051173
Datum:	2023 Feb 26	**Webseite:**	PubMed Central (PMC)
Publisher:	Nutrients		

[s15] - https://pmc.ncbi.nlm.nih.gov/articles/PMC4911781/

Autor:	Christina Maslach, Michael P Leiter	**Titel:**	Understanding the burnout experience: recent research and its implications for psychiatry
DOI:	10.1002/wps.20311	**Datum:**	2016 Jun 5
Webseite:	PubMed Central (PMC)	**Publisher:**	World Psychiatry

[s16] - https://pmc.ncbi.nlm.nih.gov/articles/PMC2568977/

Autor:	Neil Schneiderman, Gail Ironson, Scott D Siegel	**Titel:**	STRESS AND HEALTH: Psychological, Behavioral, and Biological Determinants
DOI:	10.1146/annurev.clinpsy.1.102803.144141	**Datum:**	2005
Webseite:	PubMed Central (PMC)	**Publisher:**	Annual review of clinical psychology

[s17] - https://pmc.ncbi.nlm.nih.gov/articles/PMC2408884/

Autor:	Robert A Nicholson, Timothy T Houle, Jamie L Rhudy, Peter J Norton	**Titel:**	Psychological Risk Factors in Headache
von:	St. Louis University School of Medicine; Ryan Headache Center; Wake Forest University Medical School; University of Tulsa; University of Houston	**DOI:**	10.1111/j.1526-4610.2006.00716.x
Datum:	2007 Mar	**Webseite:**	PubMed Central (PMC)
Publisher:	Headache		

[s18] - https://pmc.ncbi.nlm.nih.gov/articles/PMC3152687/

Autor:	Mark A Lumley, Jay L Cohen, George S Borszcz, Annmarie Cano, Alison M Radcliffe, Laura S Porter, Howard Schubiner, Francis J Keefe	**Titel:**	Pain and Emotion: A Biopsychosocial Review of Recent Research
von:	Wayne State University, Duke University Medical Center, St. John Health/Providence Hospital and Medical Centers	**DOI:**	10.1002/jclp.20816
Datum:	2011 Jun 6	**Webseite:**	PubMed Central (PMC)
Publisher:	Journal of Clinical Psychology		

[s19] - https://pmc.ncbi.nlm.nih.gov/articles/PMC2408884/

Autor:	Robert A Nicholson, Timothy T Houle, Jamie L Rhudy, Peter J Norton	**Titel:**	Psychological Risk Factors in Headache
DOI:	10.1111/j.1526-4610.2006.00716.x	**Datum:**	2007 Mar
Webseite:	PubMed Central (PMC)		

[s20] - https://pmc.ncbi.nlm.nih.gov/articles/PMC6051014/

Autor:	Xaver Fuchs, Herta Flor, Robin Bekrater-Bodmann	**Titel:**	Psychological Factors Associated with Phantom Limb Pain: A Review of Recent Findings
von:	PubMed Central (PMC)	**DOI:**	10.1155/2018/5080123
Datum:	2018 Jun 21	**Webseite:**	PMC
Publisher:	Pain Research & Management		

[s21] - https://pmc.ncbi.nlm.nih.gov/articles/PMC10617401/

Autor:	Angelina R Franqueiro, JiHee Yoon, Madelyn A Crago, Marie Curiel, Jenna M Wilson	**Titel:**	The Interconnection Between Social Support and Emotional Distress Among Individuals with Chronic Pain: A Narrative Review
von:	Department of Anesthesiology, Perioperative and Pain Medicine, Brigham and Women's Hospital, Boston, MA, USA	**DOI:**	10.2147/PRBM.S410606
Datum:	2023 Oct 27	**Webseite:**	PMC
Publisher:	Psychology Research and Behavior Management		

[s22] - https://pubmed.ncbi.nlm.nih.gov/11411624/

Autor:	Lundon K, Bolton K	**Titel:**	Structure and function of the lumbar intervertebral disk in health, aging, and pathologic conditions
von:	National Center for Biotechnology Information (NCBI)	**DOI:**	10.2519/jospt.2001.31.6.291
Datum:	2001 Jun	**Webseite:**	PubMed
Publisher:	J Orthop Sports Phys Ther		

[s23] - https://pmc.ncbi.nlm.nih.gov/articles/PMC9698646/

Autor:	Luca Scarcia, Marco Pileggi, Arianna Camilli, Andrea Romi, Andrea Bartolo, Francesca Giubbolini, Iacopo Valente, Giuseppe Garignano, Francesco D'Argento, Alessandro Pedicelli, Andrea Maria Alexandre	**Titel:**	Degenerative Disc Disease of the Spine: From Anatomy to Pathophysiology and Radiological Appearance, with Morphological and Functional Considerations
DOI:	10.3390/jpm12111810	**Datum:**	2022 Nov 1
Webseite:	PubMed Central (PMC)	**Publisher:**	Journal of Personalized Medicine

[s24] - https://pmc.ncbi.nlm.nih.gov/articles/PMC3178886/

Autor:	Michael Papadakis, Georgios Sapkas, Elias C Papadopoulos, Pavlos Katonis	**Titel:**	Pathophysiology and Biomechanics of the Aging Spine
von:	University of Athens, University of Crete	**DOI:**	10.2174/1874325001105010335
Datum:	2011 Sep 19	**Webseite:**	PubMed Central (PMC)
Publisher:	The Open Orthopaedics Journal		

[s25] - https://pubmed.ncbi.nlm.nih.gov/15081129/

Autor:	Jinkins JR	**Titel:**	Acquired degenerative changes of the intervertebral segments at and suprajacent to the lumbosacral junction. A radioanatomic analysis of the nondiscal structures of the spinal column and perispinal soft tissues
DOI:	10.1016/j.ejrad.2003.10.014	**Datum:**	2004 May
Webseite:	PubMed	**Publisher:**	Eur J Radiol

[s26] - https://pmc.ncbi.nlm.nih.gov/articles/PMC4603258/

Autor:	Jeffrey M Jancuska, Jeffrey M Spivak, John A Bendo	**Titel:**	A Review of Symptomatic Lumbosacral Transitional Vertebrae: Bertolotti's Syndrome
von:	New York University School of Medicine, Department of Orthopaedic Surgery and Hospital for Joint Diseases	**DOI:**	10.14444/2042
Datum:	2015 Jul 29	**Webseite:**	PMC (PubMed Central)
Publisher:	International Journal of Spine Surgery		

[s27] - https://pmc.ncbi.nlm.nih.gov/articles/PMC7582398/

Autor:	Joseph Mizrahi	**Titel:**	Neuro-mechanical aspects of playing-related mobility disorders in orchestra violinists and upper strings players: a review
von:	Department of Biomedical Engineering, Technion, Israel Institute of Technology, Haifa, Israel	**DOI:**	10.4081/ejtm.2020.9095
Datum:	2020 Aug 4	**Webseite:**	PubMed Central (PMC)
Publisher:	European Journal of Translational Myology		

[s28] - https://pmc.ncbi.nlm.nih.gov/articles/PMC9937638/

Autor:	Nikita Bhusari; Mitushi Deshmukh	**Titel:**	Shin Splint: A Review
von:	Ravi Nair Physiotherapy College, Datta Meghe Institute of Medical Sciences	**DOI:**	10.7759/cureus.33905
Datum:	2023 Jan 18	**Webseite:**	PubMed Central (PMC)
Publisher:	Cureus		

[s29] - https://pmc.ncbi.nlm.nih.gov/articles/PMC7865549/

Autor:	Nicol Zielinska, Michał Podgórski, Robert Haładaj, Michał Polguj, Ł ukasz Olewnik	**Titel:**	Risk Factors of Intervertebral Disc Pathology—A Point of View Formerly and Today—A Review
von:	Medical University of Lodz, Polish Mother's Memorial Hospital Research Institute	**DOI:**	10.3390/jcm10030409
Datum:	2021 Jan 21	**Webseite:**	PMC (PubMed Central)
Publisher:	MDPI		

[s30] - https://pmc.ncbi.nlm.nih.gov/articles/PMC6356370/

Autor:	Brody A Frost, Sandra Camarero-Espinosa, E Johan Foster	**Titel:**	Materials for the Spine: Anatomy, Problems, and Solutions
DOI:	10.3390/ma12020253	**Datum:**	2019 Jan 14
Webseite:	PubMed Central (PMC)	**Publisher:**	Materials

[s31] - https://pmc.ncbi.nlm.nih.gov/articles/PMC10338069/

Autor:	Qianjun Jin, Yuxin Chang, Chenmiao Lu, Lunhao Chen, Yue Wang	**Titel:**	Referred pain: characteristics, possible mechanisms, and clinical management
von:	Department of Orthopedic Surgery, The First Affiliated Hospital, Zhejiang University School of Medicine, Hangzhou, China	**DOI:**	10.3389/fneur.2023.1104817
Datum:	2023 Jun 28	**Webseite:**	PubMed Central (PMC)
Publisher:	Frontiers in Neurology		

[s32] - https://pmc.ncbi.nlm.nih.gov/articles/PMC9862392/

Autor:	Abdullah Mosabbir	**Titel:**	Mechanisms behind the Development of Chronic Low Back Pain and Its Neurodegenerative Features
DOI:	10.3390/life13010084	**Datum:**	2022 Dec 28
Webseite:	PubMed Central (PMC)		

[s33] - https://pmc.ncbi.nlm.nih.gov/articles/PMC9820240/

Autor:	Isma Liza Mohd Isa, Seong Lin Teoh, Nurul Huda Mohd Nor, Sabarul Afian Mokhtar	**Titel:**	Discogenic Low Back Pain: Anatomy, Pathophysiology and Treatments of Intervertebral Disc Degeneration
von:	Universiti Kebangsaan Malaysia; University of Galway; Universiti Putra Malaysia	**DOI:**	10.3390/ijms24010208
Datum:	2022 Dec 22	**Webseite:**	PubMed Central (PMC)
Publisher:	International Journal of Molecular Sciences		

[s34] - https://pmc.ncbi.nlm.nih.gov/articles/PMC7073116/

Autor:	Hyeun Sung Kim, Pang Hung Wu, Il-Tae Jang	**Titel:**	Lumbar Degenerative Disease Part 1: Anatomy and Pathophysiology of Intervertebral Discogenic Pain and Radiofrequency Ablation of Basivertebral and Sinuvertebral Nerve Treatment for Chronic Discogenic Back Pain: A Prospective Case Series and Review of Literature
von:	Nanoori Gangnam Hospital, Seoul, Spine Surgery, National University Health Systems, Juronghealth Campus	**DOI:**	10.3390/ijms21041483
Datum:	2020 Feb 21	**Webseite:**	PubMed Central (PMC)
Publisher:	International Journal of Molecular Sciences		

[s35] - https://pmc.ncbi.nlm.nih.gov/articles/PMC6626624/

Autor:	Annika Taulaniemi, Markku Kankaanpää, Kari Tokola, Jari Parkkari, Jaana H Suni	**Titel:**	Neuromuscular exercise reduces low back pain intensity and improves physical functioning in nursing duties among female healthcare workers; secondary analysis of a randomised controlled trial
von:	UKK Institute for Health Promotion Research, Tampere University Hospital	**DOI:**	10.1186/s12891-019-2678-x
Datum:	2019 Jul 13	**Webseite:**	PubMed Central (PMC)
Publisher:	BMC Musculoskeletal Disorders		

[s36] - https://pmc.ncbi.nlm.nih.gov/articles/PMC10823195/

Autor:	Saurabh Shelke, Ratnakar Ambade, Aditi Shelke	**Titel:**	From Conservative Measures to Surgical Interventions, Treatment Approaches for Cubital Tunnel Syndrome: A Comprehensive Review
von:	Jawaharlal Nehru Medical College, Datta Meghe Institute of Higher Education & Research	**DOI:**	10.7759/cureus.51262
Datum:	2023 Dec 29	**Webseite:**	PubMed Central (PMC)
Publisher:	Cureus		

[s37] - https://pmc.ncbi.nlm.nih.gov/articles/PMC11150592/

Autor:	Alexandra-Daniela Rotaru-Zavaleanu, Cristian Virgil Lungulescu, Marius Gabriel Bunescu, Ramona Constantina Vasile, Victor Gheorman, Andrei Gresita, Venera Cristina Dinescu	**Titel:**	Occupational Carpal Tunnel Syndrome: a scoping review of causes, mechanisms, diagnosis, and intervention strategies
von:	University of Medicine and Pharmacy of Craiova; New York Institute of Technology	**DOI:**	10.3389/fpubh.2024.1407302
Datum:	2024 May 22	**Webseite:**	PMC (PubMed Central)
Publisher:	Frontiers in Public Health		

[s38] - https://pmc.ncbi.nlm.nih.gov/articles/PMC10048551/

Autor:	Pedro Forte, José E Teixeira	**Titel:**	Exercise Biomechanics for Health: Evaluating Lifelong Activities for Well-Being
DOI:	10.3390/healthcare11060900	**Datum:**	2023 Mar 21
Webseite:	PubMed Central (PMC)		

[s39] - https://pmc.ncbi.nlm.nih.gov/articles/PMC3806175/

Autor:	Kellie C Huxel Bliven, Barton E Anderson	**Titel:**	Core Stability Training for Injury Prevention
von:	AT Still University, Mesa, Arizona	**DOI:**	10.1177/1941738113481200
Datum:	2013 Nov	**Webseite:**	PubMed Central (PMC)
Publisher:	Sports Health		

[s40] - https://pmc.ncbi.nlm.nih.gov/articles/PMC9394044/

Autor:	Wilhelmus Johannes Andreas Grooten, Carina Boström, Åsa Dedering, Marie Halvorsen, Roman P Kuster, Lena Nilsson-Wikmar, Christina B Olsson, Graciela Rovner, Elena Tseli, Eva Rasmussen-Barr	**Titel:**	Summarizing the effects of different exercise types in chronic low back pain – a systematic review of systematic reviews
von:	Karolinska Institutet	**DOI:**	10.1186/s12891-022-05722-x
Datum:	2022 Aug 22	**Webseite:**	PubMed Central (PMC)
Publisher:	BMC Musculoskeletal Disorders		

[s41] - https://pmc.ncbi.nlm.nih.gov/articles/PMC6305160/

Autor:	Teresa Paolucci, Carmine Attanasi, Walter Cecchini, Alessandra Marazzi, Serena V Capobianco, Valter Santilli	**Titel:**	Chronic low back pain and postural rehabilitation exercise: a literature review
von:	Sapienza University; S. Filippo Neri Hospital	**DOI:**	10.2147/JPR.S171729
Datum:	2018 Dec 20	**Webseite:**	PMC (PubMed Central)
Publisher:	Journal of Pain Research		

[s42] - https://pmc.ncbi.nlm.nih.gov/articles/PMC6769154/

Autor:	Joanne L Jordan, Melanie A Holden, Elizabeth EJ Mason, Nadine E Foster	**Titel:**	Interventions to improve adherence to exercise for chronic musculoskeletal pain in adults
von:	Keele University, Arthritis Research Campaign National Primary Care Centre Primary Care Sciences, Keele, Staffordshire, UK	**DOI:**	10.1002/14651858.CD005956.pub2
Datum:	2010 Jan 20	**Webseite:**	PubMed Central (PMC)
Publisher:	The Cochrane Database of Systematic Reviews		

[s43] - https://pmc.ncbi.nlm.nih.gov/articles/PMC7922504/

Autor:	Daniel Collado-Mateo, Ana Myriam Lavín-Pérez, Cecilia Peñacoba, Juan Del Coso, Marta Leyton-Román, Antonio Luque-Casado, Pablo Gasque, Miguel Ángel Fernández-del-Olmo, Diana Amado-Alonso	**Titel:**	Key Factors Associated with Adherence to Physical Exercise in Patients with Chronic Diseases and Older Adults: An Umbrella Review
DOI:	10.3390/ijerph18042023	**Datum:**	2021 Feb 19
Webseite:	PubMed Central (PMC)	**Publisher:**	International Journal of Environmental Research and Public Health

[s44] - https://pmc.ncbi.nlm.nih.gov/articles/PMC3193654/

Autor:	Catherine Woodyard	**Titel:**	Exploring the therapeutic effects of yoga and its ability to increase quality of life
von:	The University of Mississippi	**DOI:**	10.4103/0973-6131.85485
Datum:	2011 Jul-Dec	**Webseite:**	PubMed Central (PMC)
Publisher:	International Journal of Yoga		

[s45] - https://pmc.ncbi.nlm.nih.gov/articles/PMC6769154/

Autor:	Joanne L Jordan, Melanie A Holden, Elizabeth EJ Mason, Nadine E Foster	**Titel:**	Interventions to improve adherence to exercise for chronic musculoskeletal pain in adults
von:	Keele University	**DOI:**	10.1002/14651858.CD005956.pub2
Datum:	2010 Jan 20	**Webseite:**	PubMed Central (PMC)
Publisher:	The Cochrane Database of Systematic Reviews		

[s46] - https://pmc.ncbi.nlm.nih.gov/articles/PMC4499985/

Autor:	DeokJu Kim, MiLim Cho, YunHee Park, YeongAe Yang	**Titel:**	Effect of an exercise program for posture correction on musculoskeletal pain
DOI:	10.1589/jpts.27.1791	**Datum:**	2015 Jun 30
Webseite:	PubMed Central (PMC)	**Publisher:**	Journal of Physical Therapy Science

[s47] - https://pmc.ncbi.nlm.nih.gov/articles/PMC2805825/

Autor:	James Rainville, Rosalyn Nguyen, Pradeep Suri	**Titel:**	Effective Conservative Treatment for Chronic Low Back Pain
von:	Department of Physical Medicine and Rehabilitation, Harvard Medical School; New England Baptist Hospital	**DOI:**	10.1053/j.semss.2009.08.009
Datum:	2009 Dec 1	**Webseite:**	PubMed Central (PMC)
Publisher:	Seminars in spine surgery		

[s48] - https://pmc.ncbi.nlm.nih.gov/articles/PMC6769154/

Autor:	Joanne L Jordan, Melanie A Holden, Elizabeth EJ Mason, Nadine E Foster	**Titel:**	Interventions to improve adherence to exercise for chronic musculoskeletal pain in adults
von:	Keele University	**DOI:**	10.1002/14651858.CD005956.pub2
Datum:	2010 Jan 20	**Webseite:**	PubMed Central (PMC)
Publisher:	The Cochrane Database of Systematic Reviews		

[s49] - https://pmc.ncbi.nlm.nih.gov/articles/PMC7808677/

Autor:	Rogelio A Coronado, Carrie E Brintz, Lindsey C McKernan, Hiral Master, Nicole Motzny, Flavio M Silva, Parul M Goyal, Stephen T Wegener, Kristin R Archer	**Titel:**	Psychologically informed physical therapy for musculoskeletal pain: current approaches, implications, and future directions from recent randomized trials
von:	Vanderbilt University Medical Center, The Johns Hopkins School of Medicine	**DOI:**	10.1097/PR9.0000000000000847
Datum:	2020 Sep 23	**Webseite:**	PMC (PubMed Central)
Publisher:	Pain Reports		

[s50] - https://pmc.ncbi.nlm.nih.gov/articles/PMC4703222/

Autor:	Dariush D FARHUD	**Titel:**	Impact of Lifestyle on Health
von:	School of Public Health, Tehran University of Medical Sciences, Tehran, Iran and Dept. of Basic Sciences, Iranian Academy of Medical Sciences,Tehran, Iran	**Datum:**	2015 Nov
Webseite:	PubMed Central (PMC)	**Publisher:**	Iranian Journal of Public Health

[s51] - https://www.nia.nih.gov/health/brain-health/cognitive-health-and-older-adults

Titel:	Cognitive Health and Older Adults	**von:**	National Institute on Aging (NIA)
Webseite:	National Institute on Aging		

[s52] - https://www.nia.nih.gov/health/healthy-aging/what-do-we-know-about-healthy-aging

Titel:	What Do We Know About Healthy Aging?	**von:**	National Institute on Aging
Webseite:	National Institute on Aging	**Publisher:**	National Institutes of Health (NIH)

[s53] - https://www.ninds.nih.gov/health-information/disorders/pain

Titel:	Pain	**von:**	National Institute of Neurological Disorders and Stroke (NINDS)
Webseite:	National Institute of Neurological Disorders and Stroke	**Publisher:**	National Institutes of Health (NIH)

[s54] - https://pmc.ncbi.nlm.nih.gov/articles/PMC6676152/

Autor:	Sarah EE Mills, Karen P Nicolson, Blair H Smith	**Titel:**	Chronic pain: a review of its epidemiology and associated factors in population-based studies
von:	Population Health and Genomics Division, University of Dundee School of Medicine, Ninewells Hospital and Medical School, Dundee, Scotland, UK	**DOI:**	10.1016/j.bja.2019.03.023
Datum:	2019 May 10	**Webseite:**	PubMed Central (PMC)
Publisher:	BJA: British Journal of Anaesthesia		

[s55] - https://www.niams.nih.gov/health-topics/back-pain/diagnosis-treatment-and-steps-to-take

Autor:	NIAMS Science Communications and Outreach Branch	**Titel:**	Back Pain: Diagnosis, Treatment, and Steps to Take
von:	National Institute of Arthritis and Musculoskeletal and Skin Diseases (NIAMS)	**Datum:**	2017-04-10
Webseite:	NIAMS.NIH.gov	**Publisher:**	NIAMS

[s56] - https://newsinhealth.nih.gov/2021/04/good-sleep-good-health

Titel:	Good Sleep for Good Health	**von:**	NIH News in Health
Datum:	April 2021	**Webseite:**	NIH News in Health
Publisher:	National Institutes of Health		

[s57] - https://www.nia.nih.gov/health/brain-health/cognitive-health-and-older-adults

Titel:	Cognitive Health and Older Adults	**von:**	National Institute on Aging (NIA)
Webseite:	National Institute on Aging		

[s58] - https://www.nih.gov/health-information/emotional-wellness-toolkit

Titel:	Emotional Wellness Toolkit	**von:**	National Institutes of Health (NIH)
Datum:	2017-04-07	**Webseite:**	NIH.gov

[s59] - https://pmc.ncbi.nlm.nih.gov/articles/PMC4400203/

Autor:	Leah A Irish, Christopher E Kline, Heather E Gunn, Daniel J Buysse, Martica H Hall	**Titel:**	The Role of Sleep Hygiene in Promoting Public Health: A Review of Empirical Evidence
DOI:	10.1016/j.smrv.2014.10.001	**Datum:**	2014 Oct 16
Webseite:	PubMed Central (PMC)		

[s60] - https://pmc.ncbi.nlm.nih.gov/articles/PMC10707619/

Autor:	Wassan Nori, Mustafa Ali Kassim Kassim, Zeena Raad Helmi, Alexandru Cosmin Pantazi, Dragos Brezeanu, Ana Maria Brezeanu, Roxana Cleopatra Penciu, Lucian Serbanescu	**Titel:**	Non-Pharmacological Pain Management in Labor: A Systematic Review
von:	National Center for Biotechnology Information (NCBI)	**DOI:**	10.3390/jcm12237203
Datum:	2023 Nov 21	**Webseite:**	PubMed Central (PMC)
Publisher:	Journal of Clinical Medicine		

[s61] - https://www.nlm.nih.gov/medlineplus/ency/article/002119.htm

Titel:	Taking care of your back at home: MedlinePlus Medical Encyclopedia	**von:**	National Library of Medicine
Webseite:	MedlinePlus		

[s62] - https://pubmed.ncbi.nlm.nih.gov/17013356/

Autor:	Inoue M; Kitakoji H; Ishizaki N; Tawa M; Yano T; Katsumi Y; Kawakita K	**Titel:**	Relief of low back pain immediately after acupuncture treatment--a randomised, placebo controlled trial
von:	National Center for Biotechnology Information (NCBI)	**DOI:**	10.1136/aim.24.3.103
Datum:	2006 Sep	**Webseite:**	PubMed
Publisher:	Acupunct Med		

[s63] - https://pmc.ncbi.nlm.nih.gov/articles/PMC4976880/

Autor:	Mark D Bishop, Rafael Torres-Cueco, Charles W Gay, Enrique Lluch-Girbé s, Jason M Beneciuk, Joel E Bialosky	**Titel:**	What effect can manual therapy have on a patient's pain experience?
von:	National Center for Biotechnology Information (NCBI)	**DOI:**	10.2217/pmt.15.39
Datum:	2015 Nov	**Webseite:**	PubMed Central (PMC)
Publisher:	Pain Management		

[s64] - https://www.nccih.nih.gov/health/complementary-alternative-or-integrative-health-whats-in-a-name

Titel:	Complementary, Alternative, or Integrative Health: What's In a Name?	**von:**	NCCIH
Webseite:	NCCIH		

[s65] - https://pmc.ncbi.nlm.nih.gov/articles/PMC6251828/

Autor:	Edward A Shipton	**Titel:**	Physical Therapy Approaches in the Treatment of Low Back Pain
von:	University of Otago	**DOI:**	10.1007/s40122-018-0105-x
Datum:	2018 Sep 18	**Webseite:**	PubMed Central (PMC)

[s66] - https://pmc.ncbi.nlm.nih.gov/articles/PMC10036231/

Autor:	Brona M Fullen, Harriet Wittink, An De Groef, Morten Hoegh, Joseph G McVeigh, Denis Martin, Keith Smart	**Titel:**	Musculoskeletal Pain: Current and Future Directions of Physical Therapy Practice
von:	UCD School of Public Health, Physiotherapy and Sports Science, University College Dublin, Ireland; Research Centre Healthy and Sustainable Living Utrecht University of Applied Sciences, The Netherlands; Department of Rehabilitation Sciences, Leuven, Belgium; Department of Rehabilitation Sciences and Physiotherapy MOVANT, University of Antwerp, Antwerp, Belgium; Pain in Motion International Research Group; Aalborg University, Faculty of Medicine, Department of Health Science and Technology, Denmark; Discipline of Physiotherapy, School of Clinical Therapies, College of Medicine and Health, University College Cork, Ireland; Centre for Rehabilitation, School of Health and Life Sciences, Teesside University, United Kingdom; NIHR Applied Research Collaborative North East and North Cumbria	**DOI:**	10.1016/j.arrct.2023.100258
Datum:	2023 Feb 1	**Webseite:**	PubMed Central (PMC)

[s67] - https://pmc.ncbi.nlm.nih.gov/articles/PMC9964474/

Autor:	Vanina Nicol, Claire Verdaguer, Camille Daste, Hélène Bisseriex, Éric Lapeyre, Marie-Martine Lefèvre-Colau, François Rannou, Alexandra Rören, Julia Facione, Christelle Nguyen	**Titel:**	Chronic Low Back Pain: A Narrative Review of Recent International Guidelines for Diagnosis and Conservative Treatment
DOI:	10.3390/jcm12041685	**Datum:**	2023 Feb 20
Webseite:	PubMed Central (PMC)	**Publisher:**	Journal of Clinical Medicine

[s68] - https://pubmed.ncbi.nlm.nih.gov/15897839/

Autor:	Shirado O, Ito T, Kikumoto T, Takeda N, Minami A, Strax TE	**Titel:**	A novel back school using a multidisciplinary team approach featuring quantitative functional evaluation and therapeutic exercises for patients with chronic low back pain: the Japanese experience in the general setting
DOI:	10.1097/01.brs.0000162279.94779.05	**Datum:**	05/15/2005
Webseite:	PubMed	**Publisher:**	Spine (Phila Pa 1976)

[s69] - https://pmc.ncbi.nlm.nih.gov/articles/PMC9260567/

Autor:	Anke Steinmetz	**Titel:**	Back pain treatment: a new perspective
von:	University Medicine Greifswald	**DOI:**	10.1177/1759720X221100293
Datum:	2022 Jul 4	**Webseite:**	PubMed Central (PMC)
Publisher:	Therapeutic Advances in Musculoskeletal Disease		

[s70] - https://pmc.ncbi.nlm.nih.gov/articles/PMC6037069/

Autor:	Peter B O'Sullivan, J P Caneiro, Mary O'Keeffe, Anne Smith, Wim Dankaerts, Kjartan Fersum, Kieran O' Sullivan	**Titel:**	Cognitive Functional Therapy: An Integrated Behavioral Approach for the Targeted Management of Disabling Low Back Pain
von:	National Center for Biotechnology Information (NCBI)	**DOI:**	10.1093/ptj/pzy022
Datum:	2018 Apr 16	**Webseite:**	PubMed Central (PMC)
Publisher:	Oxford University Press		

[s71] - https://pmc.ncbi.nlm.nih.gov/articles/PMC9964474/

Autor:	Vanina Nicol, Claire Verdaguer, Camille Daste, Hélène Bisseriex, Éric Lapeyre, Marie-Martine Lefèvre-Colau, François Rannou, Alexandra Rören, Julia Facione, Christelle Nguyen	**Titel:**	Chronic Low Back Pain: A Narrative Review of Recent International Guidelines for Diagnosis and Conservative Treatment
DOI:	10.3390/jcm12041685	**Datum:**	2023 Feb 20
Webseite:	PubMed Central (PMC)	**Publisher:**	Journal of Clinical Medicine

[s72] - https://pmc.ncbi.nlm.nih.gov/articles/PMC8119532/

Autor:	Salah N El-Tallawy, Rohit Nalamasu, Gehan I Salem, Jo Ann K LeQuang, Joseph V Pergolizzi, Paul J Christo	**Titel:**	Management of Musculoskeletal Pain: An Update with Emphasis on Chronic Musculoskeletal Pain
von:	National Library of Medicine (NLM), National Institutes of Health (NIH)	**DOI:**	10.1007/s40122-021-00235-2
Datum:	2021 Feb 11	**Webseite:**	PubMed Central (PMC)
Publisher:	Pain and Therapy		

[s73] - https://www.nccih.nih.gov/health/complementary-alternative-or-integrative-health-whats-in-a-name

Titel:	Complementary, Alternative, or Integrative Health: What's In a Name?	**von:**	NCCIH
Webseite:	NCCIH		

[s74] - https://pmc.ncbi.nlm.nih.gov/articles/PMC9818574/

Autor:	Rafael Zegarra-Parodi, Francesca Baroni, Christian Lunghi, David Dupuis	**Titel:**	Historical Osteopathic Principles and Practices in Contemporary Care: An Anthropological Perspective to Foster Evidence-Informed and Culturally Sensitive Patient-Centered Care: A Commentary
von:	National Center for Biotechnology Information (NCBI)	**DOI:**	10.3390/healthcare11010010
Datum:	2022 Dec 21	**Webseite:**	PubMed Central (PMC)
Publisher:	Healthcare		

[s75] - https://pmc.ncbi.nlm.nih.gov/articles/PMC9143587/

Autor:	Ashley Roberts, Kaylee Harris, Bethany Outen, Amar Bukvic, Ben Smith, Adam Schultz, Stephen Bergman, Debasis Mondal	**Titel:**	Osteopathic Manipulative Medicine: A Brief Review of the Hands-On Treatment Approaches and Their Therapeutic Uses
von:	DeBusk College of Osteopathic Medicine, Lincoln Memorial University	**DOI:**	10.3390/medicines9050033
Datum:	2022 Apr 27	**Webseite:**	PMC (PubMed Central)
Publisher:	MDPI		

[s76] - https://pmc.ncbi.nlm.nih.gov/articles/PMC4976880/

Autor:	Mark D Bishop, Rafael Torres-Cueco, Charles W Gay, Enrique Lluch-Girbé s, Jason M Beneciuk, Joel E Bialosky	**Titel:**	What effect can manual therapy have on a patient's pain experience?
von:	University of Florida, University of Valencia	**DOI:**	10.2217/pmt.15.39
Datum:	2015 Nov	**Webseite:**	PubMed Central (PMC)

[s77] - https://pmc.ncbi.nlm.nih.gov/articles/PMC4584042/

Autor:	Shalini Shah, Esther T Banh, Katharine Koury, Gaurav Bhatia, Roneeta Nandi, Padma Gulur	**Titel:**	Pain Management in Pregnancy: Multimodal Approaches
von:	University of California, Irvine; Massachusetts General Hospital	**DOI:**	10.1155/2015/987483
Datum:	2015 Sep 13	**Webseite:**	PubMed Central (PMC)
Publisher:	Pain Research and Treatment		

[s78] - https://pmc.ncbi.nlm.nih.gov/articles/PMC7854390/

Autor:	Ivan Urits, Ruben H Schwartz, Vwaire Orhurhu, Nishita V Maganty, Brian T Reilly, Parth M Patel, Christopher Wie, Alan D Kaye, Ken F Mancuso, Aaron J Kaye, Omar Viswanath	**Titel:**	A Comprehensive Review of Alternative Therapies for the Management of Chronic Pain Patients: Acupuncture, Tai Chi, Osteopathic Manipulative Medicine, and Chiropractic Care
DOI:	10.1007/s12325-020-01554-0	**Datum:**	2020 Nov 12
Webseite:	PubMed Central (PMC)	**Publisher:**	Advances in Therapy

[s79] - https://pubmed.ncbi.nlm.nih.gov/28192789/

Autor:	Qaseem A;Wilt TJ;McLean RM; Forciea MA; ;Denberg TD;Barry MJ; Boyd C;Chow RD;Fitterman N;Harris RP;Humphrey LL;Vijan S	**Titel:**	Noninvasive Treatments for Acute, Subacute, and Chronic Low Back Pain: A Clinical Practice Guideline From the American College of Physicians
von:	National Center for Biotechnology Information (NCBI)	**DOI:**	10.7326/M16-2367
Datum:	04/04/2017	**Webseite:**	PubMed
Publisher:	Ann Intern Med		

[s80] - https://pubmed.ncbi.nlm.nih.gov/29509867/
Autor: Krebs EE; Gravely A; Nugent S; Jensen AC; DeRonne B; Goldsmith ES; Kroenke K; Bair MJ; Noorbaloochi S.
Titel: Effect of Opioid vs Nonopioid Medications on Pain-Related Function in Patients With Chronic Back Pain or Hip or Knee Osteoarthritis Pain: The SPACE Randomized Clinical Trial
DOI: 10.1001/jama.2018.0899
Datum: 03/06/2018
Webseite: PubMed
Publisher: JAMA

[s81] - https://pubmed.ncbi.nlm.nih.gov/32097466/
Autor: Kim TE, Townsend RK, Branch CL, Romero-Sandoval EA, Hsu W
Titel: Cannabinoids in the Treatment of Back Pain
DOI: 10.1093/neuros/nyz573
Datum: 08/01/2020
Webseite: PubMed
Publisher: Neurosurgery

[s82] - https://pubmed.ncbi.nlm.nih.gov/15722781/
Autor: Grabois M
Titel: Management of chronic low back pain
von: National Center for Biotechnology Information (NCBI)
Datum: 2005 Mar
Webseite: PubMed
Publisher: Am J Phys Med Rehabil

[s83] - https://heal.nih.gov/about/research-plan
Titel: NIH HEAL Initiative Research Plan
von: NIH HEAL Initiative
Datum: Sun, 08/18/2019
Webseite: NIH HEAL Initiative
Publisher: National Institutes of Health

[s84] - https://pubmed.ncbi.nlm.nih.gov/24768290/
Autor: Tanen DA, Shimada M, Danish DC, Dos Santos F, Makela M, Riffenburgh RH
Titel: Intravenous lidocaine for the emergency department treatment of acute radicular low back pain, a randomized controlled trial
DOI: 10.1016/j.jemermed.2012.12.014
Datum: 2014 Jul
Webseite: PubMed
Publisher: J Emerg Med

[s85] - https://pubmed.ncbi.nlm.nih.gov/38098898/
Autor: H A;Krishna VK;Lakshmanan S; Krishnan M;Kumar SP
Titel: Comparison of Pain Perception Between Local Infiltration and Inferior Alveolar Nerve Block Injection Techniques in Patients Undergoing Orthodontic Lower Premolar Extractions
DOI: 10.7759/cureus.48794
Datum: 11/14/2023
Webseite: PubMed
Publisher: Cureus

[s86] - https://pmc.ncbi.nlm.nih.gov/articles/PMC3068720/
Autor: Syed Amin Tabish
Titel: Complementary and Alternative Healthcare: Is it Evidence-based?
Datum: 2008 Jan
Webseite: PubMed Central (PMC)
Publisher: International Journal of Health Sciences

[s87] - https://www.nccih.nih.gov/health/complementary-alternative-or-integrative-health-whats-in-a-name
Titel: Complementary, Alternative, or Integrative Health: What's In a Name?
von: National Center for Complementary and Integrative Health (NCCIH)
Webseite: NCCIH

[s88] - https://www.nlm.nih.gov/medlineplus/ency/article/002119.htm
Titel: Taking care of your back at home: MedlinePlus Medical Encyclopedia **von:** National Library of Medicine
Webseite: MedlinePlus

[s89] - https://www.nlm.nih.gov/medlineplus/ency/article/002119.htm
Titel: Taking care of your back at home: MedlinePlus Medical Encyclopedia **von:** National Library of Medicine
Webseite: MedlinePlus

[s90] - https://pmc.ncbi.nlm.nih.gov/articles/PMC4934575/
Autor: Rebecca Gordon, Saul Bloxham **Titel:** A Systematic Review of the Effects of Exercise and Physical Activity on Non-Specific Chronic Low Back Pain
von: University of St Mark and St John **DOI:** 10.3390/healthcare4020022
Datum: 2016 Apr 25 **Webseite:** PubMed Central (PMC)
Publisher: Healthcare

[s91] - https://www.ncbi.nlm.nih.gov/books/NBK284944/
Titel: Low back pain: Learn More – Why movement is so important for back pain **von:** Institute for Quality and Efficiency in Health Care (IQWiG)
Datum: 2019/02/14 **Webseite:** NCBI Bookshelf

[s92] - https://pmc.ncbi.nlm.nih.gov/articles/PMC1317046/
Autor: Regina Fink **Titel:** Pain assessment: the cornerstone to optimal pain management
von: University of Colorado Hospital, Denver **DOI:** 10.1080/08998280.2000.11927681
Datum: 2000 Jul **Webseite:** PubMed Central (PMC)
Publisher: Proceedings (Baylor University. Medical Center)

[s93] - https://pmc.ncbi.nlm.nih.gov/articles/PMC6382036/
Autor: Timothy H Wideman, Robert R Edwards, David M Walton, Marc O Martel, Anne Hudon, David A Seminowicz **Titel:** The Multimodal Assessment Model of Pain: A Novel Framework for Further Integrating the Subjective Pain Experience Within Research and Practice
von: National Library of Medicine (NLM); National Institutes of Health (NIH) **DOI:** 10.1097/AJP.0000000000000670
Datum: 2018 Nov 16 **Webseite:** PubMed Central (PMC)
Publisher: The Clinical Journal of Pain

[s94] - https://www.ncbi.nlm.nih.gov/books/NBK553030/
Autor: Alexander M. Dydyk; Till Conermann **Titel:** Chronic Pain
von: StatPearls Publishing **Datum:** 2024/05/06
Webseite: NCBI Bookshelf **Publisher:** StatPearls Publishing

[s95] - https://www.ncbi.nlm.nih.gov/books/NBK554435/
Autor: Aabha A. Anekar, Joseph Maxwell Hendrix, Marco Cascella **Titel:** WHO Analgesic Ladder
von: StatPearls Publishing **Datum:** 2023/04/23
Webseite: NCBI Bookshelf **Publisher:** StatPearls Publishing

[s96] - https://pmc.ncbi.nlm.nih.gov/articles/PMC6067990/

Autor:	SM Meints, RR Edwards	**Titel:**	Evaluating Psychosocial Contributions to Chronic Pain Outcomes
von:	Department of Anesthesiology Pain Management Center Brigham and Women's Hospital Harvard Medical School Chestnut Hill, MA, USA	**DOI:**	10.1016/j.pnpbp.2018.01.017
Datum:	2018 Jan 31	**Webseite:**	PubMed Central (PMC)

[s97] - https://pmc.ncbi.nlm.nih.gov/articles/PMC1317046/

Autor:	Regina Fink	**Titel:**	Pain assessment: the cornerstone to optimal pain management
von:	University of Colorado Hospital, Denver	**DOI:**	10.1080/08998280.2000.11927681
Datum:	2000 Jul	**Webseite:**	PubMed Central (PMC)
Publisher:	Proceedings (Baylor University. Medical Center)		

[s98] - https://pmc.ncbi.nlm.nih.gov/articles/PMC10586826/

Autor:	Janke Oosterhaven, Christopher D Pell, Carin D Schröder, Hans Popma, Loes Spierenburg, Walter LJM Devillé, Harriet Wittink	**Titel:**	Health literacy and pain neuroscience education in an interdisciplinary pain management programme: a qualitative study of patient perspectives
von:	National Library of Medicine (NLM); National Center for Biotechnology Information (NCBI)	**DOI:**	10.1097/PR9.0000000000001093
Datum:	2023 Oct 18	**Webseite:**	PubMed Central (PMC)
Publisher:	Pain Reports		

[s99] - https://pmc.ncbi.nlm.nih.gov/articles/PMC7156054/

Autor:	Jason Talevski, Anna Wong Shee, Bodil Rasmussen, Georgie Kemp, Alison Beauchamp	**Titel:**	Teach-back: A systematic review of implementation and impacts
DOI:	10.1371/journal.pone.0231350	**Datum:**	2020 Apr 14
Webseite:	PubMed Central (PMC)	**Publisher:**	PLoS ONE

[s100] - https://pmc.ncbi.nlm.nih.gov/articles/PMC11240036/

Autor:	Alexios Carayannopoulos, David Johnson, David Lee, Anthony Giuffrida, Kavita Poply, Vivek Mehta, Marco Amann, Douglas Santillo, Yousef Ghandour, Amy Koch, Meredith Langhorst, Robert Heros	**Titel:**	Precision Rehabilitation After Neurostimulation Implantation for Multifidus Dysfunction in Nociceptive Mechanical Chronic Low Back Pain
DOI:	10.1016/j.arrct.2024.100333	**Datum:**	2024 Mar 21
Webseite:	PubMed Central (PMC)		

[s101] - https://pmc.ncbi.nlm.nih.gov/articles/PMC7919938/

Autor:	Nafsika Atsidakou, Aikaterini Evangelia Matsi, Anna Christakou	**Titel:**	The effectiveness of exercise program after lumbar discectomy surgery
DOI:	10.1016/j.jcot.2020.12.030	**Datum:**	2021 Jan 5
Webseite:	PubMed Central (PMC)	**Publisher:**	Journal of Clinical Orthopaedics and Trauma

[s102] - https://nida.nih.gov/publications/drugs-brains-behavior-science-addiction/treatment-recovery

Titel:	Drugs, Brains, and Behavior: The Science of Addiction	**von:**	National Institute on Drug Abuse (NIDA)
Webseite:	nida.nih.gov	**Publisher:**	National Institutes of Health (NIH)

[s103] - https://pmc.ncbi.nlm.nih.gov/articles/PMC4553654/

Autor:	Steven M Melemis	**Titel:**	Relapse Prevention and the Five Rules of Recovery
von:	Modern Therapies, Toronto, Ontario, Canada	**Datum:**	2015 Sep 3
Webseite:	PubMed Central (PMC)	**Publisher:**	The Yale Journal of Biology and Medicine

[s104] - https://pmc.ncbi.nlm.nih.gov/articles/PMC9014843/

Autor:	Carlo C DiClemente, Michele A Crisafulli	**Titel:**	Relapse on the Road to Recovery: Learning the Lessons of Failure on the Way to Successful Behavior Change
DOI:	10.1007/s42843-022-00058-5	**Datum:**	2022 Apr 18
Webseite:	PubMed Central (PMC)	**Publisher:**	Journal of Health Service Psychology

[s105] - https://pmc.ncbi.nlm.nih.gov/articles/PMC6067990/

Autor:	SM Meints, RR Edwards	**Titel:**	Evaluating Psychosocial Contributions to Chronic Pain Outcomes
von:	Department of Anesthesiology Pain Management Center Brigham and Women's Hospital Harvard Medical School Chestnut Hill, MA, USA	**DOI:**	10.1016/j.pnpbp.2018.01.017
Datum:	2018 Jan 31	**Webseite:**	PubMed Central (PMC)
Publisher:	Progress in neuro-psychopharmacology & biological psychiatry		

[s106] - https://pmc.ncbi.nlm.nih.gov/articles/PMC8119532/

Autor:	Salah N El-Tallawy, Rohit Nalamasu, Gehan I Salem, Jo Ann K LeQuang, Joseph V Pergolizzi, Paul J Christo	**Titel:**	Management of Musculoskeletal Pain: An Update with Emphasis on Chronic Musculoskeletal Pain
von:	National Center for Biotechnology Information (NCBI)	**DOI:**	10.1007/s40122-021-00235-2
Datum:	2021 Feb 11	**Webseite:**	PubMed Central (PMC)
Publisher:	Pain and Therapy		

[s107] - https://pmc.ncbi.nlm.nih.gov/articles/PMC6067990/

Autor:	SM Meints, RR Edwards	**Titel:**	Evaluating Psychosocial Contributions to Chronic Pain Outcomes
DOI:	10.1016/j.pnpbp.2018.01.017	**Datum:**	2018 Jan 31
Webseite:	PubMed Central (PMC)		

[s108] - https://pmc.ncbi.nlm.nih.gov/articles/PMC3806175/

Autor:	Kellie C Huxel Bliven, Barton E Anderson	**Titel:**	Core Stability Training for Injury Prevention
von:	AT Still University, Mesa, Arizona	**DOI:**	10.1177/1941738113481200
Datum:	2013 Nov	**Webseite:**	PMC
Publisher:	Sports Health		

[s109] - https://pmc.ncbi.nlm.nih.gov/articles/PMC5648929/

Autor:	Muhammad Waseem Akhtar, Hossein Karimi, Syed Amir Gilani	**Titel:**	Effectiveness of core stabilization exercises and routine exercise therapy in management of pain in chronic non-specific low back pain: A randomized controlled clinical trial
DOI:	10.12669/pjms.334.12664	**Datum:**	2017 Jul-Aug
Webseite:	PMC (PubMed Central)	**Publisher:**	Pakistan Journal of Medical Sciences

[s110] - https://pmc.ncbi.nlm.nih.gov/articles/PMC4395677/

Autor:	Wen-Dien Chang, Hung-Yu Lin, Ping-Tung Lai	**Titel:**	Core strength training for patients with chronic low back pain
DOI:	10.1589/jpts.27.619	**Datum:**	2015 Mar 31
Webseite:	PubMed Central (PMC)	**Publisher:**	Journal of Physical Therapy Science

[s111] - https://pubmed.ncbi.nlm.nih.gov/34847915/

Autor:	Hlaing SS;Puntumetakul R;Khine EE;Boucaut R	**Titel:**	Effects of core stabilization exercise and strengthening exercise on proprioception, balance, muscle thickness and pain related outcomes in patients with subacute nonspecific low back pain: a randomized controlled trial
DOI:	10.1186/s12891-021-04858-6	**Datum:**	11/30/2021
Webseite:	PubMed	**Publisher:**	BMC Musculoskelet Disord

[s112] - https://pmc.ncbi.nlm.nih.gov/articles/PMC8991663/

Autor:	Wajeeha Mahmood, Hafiz Syed Ijaz Ahmed Burq, Sarah Ehsan, Basita Sagheer, Tahir Mahmood	**Titel:**	Effect of core stabilization exercises in addition to conventional therapy in improving trunk mobility, function, ambulation and quality of life in stroke patients: a randomized controlled trial
DOI:	10.1186/s13102-022-00452-y	**Datum:**	2022 Apr 8
Webseite:	PubMed Central (PMC)	**Publisher:**	BMC Sports Science, Medicine and Rehabilitation

[s113] - https://pubmed.ncbi.nlm.nih.gov/36750662/

Autor:	Saki F, Shafiee H, Tahayori B, Ramezani F	**Titel:**	The effects of core stabilization exercises on the neuromuscular function of athletes with ACL reconstruction
DOI:	10.1038/s41598-023-29126-6	**Datum:**	02/07/2023
Webseite:	PubMed	**Publisher:**	Sci Rep

[s114] - https://pmc.ncbi.nlm.nih.gov/articles/PMC9340836/

Autor:	Zachary Smrcina, Sarah Woelfel, Christopher Burcal	**Titel:**	A Systematic Review of the Effectiveness of Core Stability Exercises in Patients with Non-Specific Low Back Pain
von:	University of Nebraska at Omaha	**DOI:**	10.26603/001c.37251
Datum:	2022 Aug 1	**Webseite:**	PubMed Central (PMC)
Publisher:	International Journal of Sports Physical Therapy		

[s115] - https://pubmed.ncbi.nlm.nih.gov/9475135/

Autor:	O'Sullivan PB; Twomey L; Allison GT.	**Titel:**	Altered abdominal muscle recruitment in patients with chronic back pain following a specific exercise intervention
DOI:	10.2519/jospt.1998.27.2.114	**Datum:**	1998 Feb
Webseite:	PubMed	**Publisher:**	J Orthop Sports Phys Ther

[s116] - https://pmc.ncbi.nlm.nih.gov/articles/PMC3389103/

Autor:	A F Mannion, F Caporaso, N Pulkovski, H Sprott	**Titel:**	Spine stabilisation exercises in the treatment of chronic low back pain: a good clinical outcome is not associated with improved abdominal muscle function
DOI:	10.1007/s00586-012-2155-9	**Datum:**	2012 Jan 24
Webseite:	PubMed Central (PMC)	**Publisher:**	European Spine Journal

[s117] -
https://www.nia.nih.gov/health/exercise-and-physical-activity/four-types-exercise-can-improve-your-health-and-physical

Titel:	Four Types of Exercise Can Improve Your Health and Physical Ability	**von:**	National Institute on Aging
Webseite:	National Institute on Aging		

[s118] - https://pmc.ncbi.nlm.nih.gov/articles/PMC5091063/

Autor:	Jung-Seok Lee, Suh-Jung Kang	**Titel:**	The effects of strength exercise and walking on lumbar function, pain level, and body composition in chronic back pain patients
DOI:	10.12965/jer.1632650.325	**Datum:**	2016 Oct 31
Webseite:	PubMed Central (PMC)	**Publisher:**	Journal of Exercise Rehabilitation

[s119] - https://www.nia.nih.gov/news/how-can-strength-training-build-healthier-bodies-we-age

Titel:	How can strength training build healthier bodies as we age?	**von:**	National Institute on Aging (NIA)
Webseite:	National Institute on Aging		

[s120] - https://pmc.ncbi.nlm.nih.gov/articles/PMC3164002/

Autor:	Michael P Reiman, Daniel S Lorenz	**Titel:**	INTEGRATION OF STRENGTH AND CONDITIONING PRINCIPLES INTO A REHABILITATION PROGRAM
von:	Duke University Medical Center, Providence Medical Center	**Datum:**	2011 Sep
Webseite:	PubMed Central (PMC)	**Publisher:**	International Journal of Sports Physical Therapy

[s121] - https://pmc.ncbi.nlm.nih.gov/articles/PMC5461882/

Autor:	Louise J Geneen, R Andrew Moore, Clare Clarke, Denis Martin, Lesley A Colvin, Blair H Smith	**Titel:**	Physical activity and exercise for chronic pain in adults: an overview of Cochrane Reviews
von:	Oxford, UK; Plymouth, UK; Division of Population Health Sciences, University of Dundee, Ninewells Hospital & Medical School; Teesside University, Institute of Health and Social Care; University of Edinburgh, Western General Hospital, Anaesthesia & Pain Medicine; University of Dundee, Division of Population Health Sciences	**DOI:**	10.1002/14651858.CD011279.pub3
Datum:	2017 Apr 24	**Webseite:**	PMC (PubMed Central)
Publisher:	The Cochrane Database of Systematic Reviews		

[s122] - https://pmc.ncbi.nlm.nih.gov/articles/PMC4934575/

Autor:	Rebecca Gordon, Saul Bloxham	**Titel:**	A Systematic Review of the Effects of Exercise and Physical Activity on Non-Specific Chronic Low Back Pain
von:	University of St Mark and St John	**DOI:**	10.3390/healthcare4020022
Datum:	2016 Apr 25	**Webseite:**	PubMed Central (PMC)

[s123] - https://www.ncbi.nlm.nih.gov/books/NBK562179/

Autor:	Katarzyna Studnicka; George Ampat	**Titel:**	Lumbar Stabilization
von:	StatPearls Publishing	**Datum:**	2023/08/14
Webseite:	NCBI Bookshelf	**Publisher:**	StatPearls Publishing

[s124] - https://pmc.ncbi.nlm.nih.gov/articles/PMC3806175/

Autor:	Kellie C Huxel Bliven, Barton E Anderson	**Titel:**	Core Stability Training for Injury Prevention
von:	AT Still University, Mesa, Arizona	**DOI:**	10.1177/1941738113481200
Datum:	2013 Nov	**Webseite:**	PubMed Central (PMC)
Publisher:	Sports Health		

[s125] - https://www.ncbi.nlm.nih.gov/pmc/articles/PMC8991663/

Autor:	Wajeeha Mahmood, Hafiz Syed Ijaz Ahmed Burq, Sarah Ehsan, Basita Sagheer, Tahir Mahmood	**Titel:**	Effect of core stabilization exercises in addition to conventional therapy in improving trunk mobility, function, ambulation and quality of life in stroke patients: a randomized controlled trial
DOI:	10.1186/s13102-022-00452-y	**Datum:**	2022 Apr 8
Webseite:	PubMed Central (PMC)	**Publisher:**	BMC Sports Science, Medicine and Rehabilitation

[s126] - https://pmc.ncbi.nlm.nih.gov/articles/PMC7827062/

Autor:	Friederike Rosenberger, Tanja Sprave, Dorothea Clauss, Paula Hoffmann, Thomas Welzel, Jürgen Debus, Harald Rief, Joachim Wiskemann	**Titel:**	Spinal Stabilization Exercises for Cancer Patients with Spinal Metastases of High Fracture Risk: Feasibility of the DISPO-II Training Program
von:	National Center for Biotechnology Information (NCBI)	**DOI:**	10.3390/cancers13020201
Datum:	2021 Jan 8	**Webseite:**	PubMed Central (PMC)
Publisher:	MDPI		

[s127] - https://pmc.ncbi.nlm.nih.gov/articles/PMC4713806/

Autor:	Seong-Rae Yang, Kyung Kim, Sun-Ja Park	**Titel:**	The effect of thoracic spine mobilization and stabilization exercise on the muscular strength and flexibility of the trunk of chronic low back pain patients
von:	Daegu University, Republic of Korea	**DOI:**	10.1589/jpts.27.3851
Datum:	2015 Dec 28	**Webseite:**	PMC
Publisher:	Journal of Physical Therapy Science		

[s128] - https://pmc.ncbi.nlm.nih.gov/articles/PMC3273886/

Autor:	Phil Page	**Titel:**	CURRENT CONCEPTS IN MUSCLE STRETCHING FOR EXERCISE AND REHABILITATION
von:	National Center for Biotechnology Information (NCBI)	**Datum:**	2012 Feb
Webseite:	PubMed Central (PMC)	**Publisher:**	International Journal of Sports Physical Therapy

[s129] - https://pmc.ncbi.nlm.nih.gov/articles/PMC3824991/

Autor:	Hugo Baptista de Oliveira Medeiros, Denise Sardinha Mendes Soares de Araújo, Claudio Gil Soares de Araújo	**Titel:**	Age-related mobility loss is joint-specific: an analysis from 6,000 Flexitest results
von:	National Library of Medicine (NLM)	**DOI:**	10.1007/s11357-013-9525-z
Datum:	2013 Mar 27	**Webseite:**	PubMed Central (PMC)
Publisher:	Springer Science+Business Media		

[s130] - https://pmc.ncbi.nlm.nih.gov/articles/PMC3042669/

Autor:	Jennifer K Cooney, Rebecca-Jane Law, Verena Matschke, Andrew B Lemmey, Jonathan P Moore, Yasmeen Ahmad, Jeremy G Jones, Peter Maddison, Jeanette M Thom	**Titel:**	Benefits of Exercise in Rheumatoid Arthritis
von:	Bangor University; Betsi Cadwaladr University Health Board	**DOI:**	10.4061/2011/681640
Datum:	2011 Feb 13	**Webseite:**	PubMed Central (PMC)

[s131] - https://pmc.ncbi.nlm.nih.gov/articles/PMC8067745/

Autor:	José Afonso, Rodrigo Ramirez-Campillo, João Moscão, Tiago Rocha, Rodrigo Zacca, Alexandre Martins, André A Milheiro, João Ferreira, Hugo Sarmento, Filipe Manuel Clemente	**Titel:**	Strength Training versus Stretching for Improving Range of Motion: A Systematic Review and Meta-Analysis
DOI:	10.3390/healthcare9040427	**Datum:**	2021 Apr 7
Webseite:	PubMed Central (PMC)	**Publisher:**	MDPI

[s132] - https://pmc.ncbi.nlm.nih.gov/articles/PMC8304470/

Autor:	Helene M Langevin	**Titel:**	Fascia Mobility, Proprioception, and Myofascial Pain
von:	National Center for Complementary and Integrative Health, National Institutes of Health	**DOI:**	10.3390/life11070668
Datum:	2021 Jul 8	**Webseite:**	PubMed Central (PMC)

[s133] - https://www.ncbi.nlm.nih.gov/pmc/articles/PMC6848982/

Autor:	Gulsah Ozsoy, Nursen Ilcin, Ismail Ozsoy, Barış Gurpinar, Oznur Buyukturan, Buket Buyukturan, Caner Kararti, Senem Sas	**Titel:**	Response To: Non-Specific Low Back Pain In Elderly And The Effects Of Myofascial Release Technique Combined With Core Stabilization Exercise: Not Just Muscles [Response To Letter]
DOI:	10.2147/CIA.S236978	**Datum:**	2019 Nov 7
Webseite:	PubMed Central (PMC)	**Publisher:**	Clinical Interventions in Aging

Bild-Quellen

Die nicht aufgelisteten Bilder stammen entweder aus eigener Erstellung oder wurden mit entsprechender Lizenz erworben. Für diese Bilder sind alle Rechte vorbehalten.

Für alle anderen, hier aufgelisteten Bilder gilt:
Keines der Bilder wurde verändert, lediglich die Auflösung wurde angepasst. In der eBook-Version wurden die Bilder zu nummerierten Collagen zusammengestellt. Alle Bilder unterliegen weiterhin ihrer ursprünglichen Lizenz und werden gemäß ihrer jeweiligen Lizenzbestimmungen verwendet. Sollten Sie Fehler bei der Zuordnung oder andere Unstimmigkeiten entdecken, kontaktieren Sie uns bitte.

Datum der finalen Bildprüfung: 2025-02-05.

Verwendete Lizenz

CC0 http://creativecommons.org/publicdomain/zero/1.0/deed.en

Bildnachweise

[i1] - 001_001_001_image_kyphose.jpeg
https://upload.wikimedia.org/wikipedia/commons/7/76/Thoracic_hypokyphosis%2C_X-ray.jpg

Date:	2024-10-01	**von:**	Jmarchn
License:	CC0		

[i2] - 001_001_002_image_osteoporose.jpeg
https://upload.wikimedia.org/wikipedia/commons/c/c3/L1_2_vertebral_fracture.jpg

Date:	20 March 2008	**von:**	Rosarinagazo
Künstler:	talk	**License:**	Public domain

[i3] - 001_001_003_image_lendenwirbel.jpeg
https://upload.wikimedia.org/wikipedia/commons/d/d9/3d_vertebrae_surface_meshes.png

Date:	2011-08-12	**von:**	BD2412
Künstler:	Eboelen	**License:**	CC0

[i4] - 001_001_003_image_bandscheibenvorfall.jpeg
https://upload.wikimedia.org/wikipedia/commons/8/84/Hernie_discale_L4_L5.png

Date:	2023-07-27	**von:**	Dirac
Künstler:	Miguel Tremblay	**License:**	CC0

[i5] - 002_001_002_image_ergonomischer_buerostuhl.jpeg
https://upload.wikimedia.org/wikipedia/commons/8/8a/Prototype_ergonomic_office_chair%2C_V%26A_London.jpg

Date:	2024-04-01	**von:**	14GTR
License:	CC0		

[i6] - 002_001_002_image_ergonomischer_schreibtisch.jpeg
https://upload.wikimedia.org/wikipedia/commons/f/f8/TUM-Teilbibliothek_Stammgel%C3%A4nde%2C_Rechner-Arbeitspl%C3%A4tze%2C_1.jpeg

Date:	2023-03-07	**von:**	Renardo la vulpo
License:	CC0		

[i7] - 002_003_001_image_mediterrane_ernaehrung.jpeg
https://upload.wikimedia.org/wikipedia/commons/1/18/Mediterranean_diet_food_pyramid_%28en%29.jpg

Date:	2010	**von:**	El Mono Español
Künstler:	Fundación Dieta Mediterránea (Mediterranean Diet Foundation, FDM)	**License:**	CC0

[i8] - 003_001_002_image_nervenwurzeln.jpeg
https://upload.wikimedia.org/wikipedia/commons/c/ca/Hemangioblastoma_of_the_conus_VHL.jpg

Date:	2007-06-18	**von:**	Filip em
License:	Public domain		

[i9] - 003_001_003_image_balasana.jpeg
https://upload.wikimedia.org/wikipedia/commons/2/26/Yoga_at_Your_Park_%28f7f2960d-c205-496f-bf97-77f884b43779%29.jpg

Date:	Taken	**von:**	BMacZeroBot
Künstler:	Mary O'Neill	**License:**	Public domain

[i10] - 003_002_002_image_manipulation.jpeg
https://upload.wikimedia.org/wikipedia/commons/2/2a/Flickr_-_The_U.S._Army_-_www.Army.mil_%28227%29.jpg

Date:	2008-10-08	**von:**	Boing-boing
Künstler:	The U.S. Army	**License:**	Public domain

[i11] - 003_002_003_image_ligamentaere_balance.jpeg
https://upload.wikimedia.org/wikipedia/commons/6/6b/Sprained_ankle_30min.jpg

Date:	2 June 2011, 20:46:51	**von:**	OdraciRRicardo~commonswiki
Künstler:	OdraciRRicardo	**License:**	Public domain

[i12] - 003_003_001_image_cannabinoide.jpeg
https://upload.wikimedia.org/wikipedia/commons/d/d5/Cis-d9-THC.png

Date:	2024-09-30	**von:**	Mplanine
License:	CC0		

[i13] - 003_003_001_image_tramadol.jpeg
https://upload.wikimedia.org/wikipedia/commons/0/01/Tramadol_3d_balls.png

Date:	2009-02-27	**von:**	Simek
License:	Public domain		

[i14] - 004_001_001_image_schwimmen.jpeg
https://upload.wikimedia.org/wikipedia/commons/5/5e/Konstantin_Priahin_Swimming_Backstroke.jpg

Date:	2025-01-11	**von:**	KonstantinPriahin
License:	CC0		

[i15] - 004_001_002_image_dehnuebung.jpeg
https://upload.wikimedia.org/wikipedia/commons/a/a8/Stretching_yoga_exercise_%28147548a6-935d-8bb8-9d98-0ac9fd66c142%29.jpg

Date:	Taken	**von:**	BMacZeroBot
Künstler:	NPS	**License:**	Public domain

[i16] - 004_002_001_image_paracetamol.jpeg
https://upload.wikimedia.org/wikipedia/commons/5/50/Paracetamol-3D.png

Date:	2006	**von:**	Leonel Sohns
Künstler:	Benjah-bmm27	**License:**	Public domain

[i17] - 004_002_002_image_biofeedback.jpeg
https://upload.wikimedia.org/wikipedia/commons/0/0e/PhysiologyLab2009-07.jpg

Date:	2010	**von:**	Fredricshaffer
Künstler:	Fredric Shaffer, PhD, BCB	**License:**	Public domain

[i18] - 004_003_001_image_rueckenmuskulatur.jpeg
https://upload.wikimedia.org/wikipedia/commons/5/50/Posterior_view_of_human_female_and_male_backs_%28cropped%29.jpg

Date:	2022-11-12	**von:**	TedEdwards
Künstler:	Mikael Häggström	**License:**	CC0

[i19] - 004_003_002_image_entspannungstechniken.jpeg
https://upload.wikimedia.org/wikipedia/commons/1/1f/750x500px_photo_08.jpg

Date:	2022-09-23	**von:**	Resimi
Künstler:	Unknown authorUnknown author	**License:**	CC0

[i20] - 005_001_001_image_rectus_abdominis.jpeg
https://upload.wikimedia.org/wikipedia/commons/2/21/Volume_rendering_of_abdominal_muscles.jpg

Date:	2019-03-16	**von:**	Mikael Häggström
License:	CC0		

[i21] - 005_001_001_image_sagittalen_bereich.jpeg
https://upload.wikimedia.org/wikipedia/commons/1/18/CT_of_a_normal_abdomen_and_pelvis%2C_sagittal_plane_98.png

Date:	2019-03-16	**von:**	Mikael Häggström
License:	CC0		

[i22] - 005_001_003_image_widerstandsbaender.jpeg
https://upload.wikimedia.org/wikipedia/commons/e/e0/USMC-100902-M-1726B-015.jpg

Date:	Taken	**von:**	Slick-o-bot
License:	Public domain		

[i23] - 005_002_001_image_sagittal.jpeg
https://upload.wikimedia.org/wikipedia/commons/2/2d/CT_of_a_normal_abdomen_and_pelvis%2C_sagittal_plane_166.png

Date:	2019-03-16	**von:**	Mikael Häggström
License:	CC0		

[i24] - 005_002_003_image_faszienrolle.jpeg
https://upload.wikimedia.org/wikipedia/commons/7/72/Soldiers_conduct_PT_during_Squad_Leader_Summit_%287519468%29.jpg

Date:	Taken	**von:**	OptimusPrimeBot
Künstler:	Ernest Henderson	**License:**	Public domain

FSC
www.fsc.org
MIX
Papier | Fördert gute Waldnutzung
FSC® C083411

Kolibri 360 GmbH
Ferdinand-Jühlke-Straße 7
99095 Erfurt, Deutschland
produktsicherheit@kolibri360.de